Publié par Hugo Doc
Département de Hugo Publishing
34-36, rue La Pérouse
75116 Paris
www.hugoetcie.fr

Photographie de couverture : © Régis Golay / Federal Studio

Conception graphique : Ariane Galateau
Ouvrage dirigé par Lea Mariani

ISBN : 9782755685787
Dépôt légal : octobre 2020
Imprimé par CPI BlackPrint

DIDIER PITTET & THIERRY CROUZET

VAINCRE LES ÉPIDÉMIES

De la prise de conscience aux gestes qui sauvent

Hugo Doc

Le 25 juin 2020, le professeur Didier Pittet a été nommé à la tête de la mission indépendante française sur l'évaluation de la gestion de la crise du Covid-19 et sur l'anticipation des risques pandémiques, par Emmanuel Macron, Président de la République française. Cette mission réunit cinq personnalités aux champs d'expertise variés et complémentaires (sciences sociales, économie, santé et politiques publiques) afin de dresser un diagnostic structurel de la gestion de la crise française tant en matière sanitaire qu'économique et sociale.

Ces travaux, qui s'appuient sur des analyses qualitatives et quantitatives et des comparaisons internationales, permettront d'évaluer la gestion de crise en France de manière transparente et recontextualisée et d'avancer des propositions afin d'être préparé au mieux aux risques liés à l'émergence potentielle de nouvelles épidémies.

Les propos tenus dans le présent livre n'engagent pas les membres de la mission et ne préemptent pas les conclusions de leurs travaux. Alors que ce livre relate les réactions à chaud de Didier Pittet au cours des premiers mois de la crise, la mission conduit des travaux approfondis sur le temps long, à froid, en faisant appel à des expertises pluridisciplinaires.

La médecine est une science sociale, et la politique, rien d'autre que de la médecine à grande échelle.

Rudolf Virchow, 1848[1]

Prélude
L'appel du 11 juin 2020

Quatre mois à ne presque pas dormir depuis le début de la crise covid, quatre mois à devoir choisir la réponse adaptée pour contrer l'épidémie, tant à l'hôpital qu'à l'échelle de Genève et de la Suisse, et même du monde à travers l'OMS, quatre mois sans la moindre ascension du mont Salève qui me nargue en face de chez moi, de l'autre côté de la frontière, en France, quatre mois que j'ai mal à toutes les articulations parce que je ne reçois plus de traitement contre la chondrocalcinose, quatre mois terribles pour nous tous, et ce soir je vais au restaurant pour la première fois depuis tout ce temps.

Mes collègues m'attendent, notamment Stephan Harbarth, mon bras droit, mon successeur désigné à la tête du service de prévention et contrôle des infections aux HUG, les hôpitaux universitaires de Genève. Il me conseille le turbot dont il vante la sauce aux pignons et le coulis d'épinard. Il s'en lèche déjà les babines. Nous venons de commander quand je reçois un SMS. Je dois appeler de toute urgence l'ambassadeur de France à l'ONU.

Me voilà au téléphone dans la rue. L'ambassadeur veut me voir dès que possible. Nous convenons de nous retrouver chez moi à 22 heures.

— Professeur Pittet, c'est une discussion de la plus haute importance étatique pour la France.

Quand je reviens m'asseoir, Stephan me demande ce qui se passe. Je lui résume l'échange. Il éclate de rire.

— Tu devrais demander aux Français d'ouvrir la frontière. Comme ça, tu pourrais de nouveau acheter ton fromage au marché le dimanche matin.

Le repas se poursuit dans la bonne humeur avant que je retourne chez moi à Croix-de-Rozon. Un homme en costume-cravate m'attend, grisonnant, la soixantaine, les mains croisées dans le dos. C'est l'ambassadeur. Je le fais entrer par la cuisine.

La maison est éteinte. Je le laisse au rez-de-chaussée, le temps de monter embrasser Séverine et de voir si tout va bien avec Miles et James.

Quand je redescends, il n'a pas bougé. Je lui parle de ma famille, des deux ados de mon épouse, de mes quatre enfants plus âgés, issus d'un premier mariage. Il me dit s'être lui aussi remarié. Je lui propose de boire un verre, sans savoir quoi lui offrir, je ne bois pas d'alcool. Une tisane fera l'affaire. Tandis que je prépare une verveine du jardin, il me raconte son parcours, son séjour en Colombie où il a rencontré Pablo Escobar, puis nous nous installons au salon.

— Le Président Emmanuel Macron souhaite qu'une mission d'expertise scientifique évalue le gouvernement français pour sa gestion de la crise du coronavirus. Il désire qu'un épidémiologiste de renommée internationale la dirige. Il a pensé à vous. Si vous n'êtes pas intéressé, notre discussion n'aura jamais eu lieu.

Je me demande où je trouverai le temps, mais j'entrevois une nouvelle occasion de faire passer des messages positifs et vitaux pour la santé publique. Nous téléphonons aussitôt à l'Élysée, qui nous explique les raisons de l'urgence. Le Président souhaite annoncer la création de la mission lors de sa prochaine allocution télévisée. Je réponds que je n'ai rien contre si mon propre gouvernement est d'accord ainsi que le directeur général de l'hôpital où j'exerce.

Le lendemain, l'ambassadeur me confirme que j'ai été choisi. Mais pourquoi moi ? Parce que je suis suisse, donc extérieur, et que je me moque des querelles politiques françaises ? Parce que, chez nous, nous avons plutôt bien géré la crise covid ? Ou parce que la friction hydroalcoolique, dont je suis le promoteur depuis vingt-cinq ans, a été notre meilleure défense contre le virus ? Des raisons évidentes, objectives, m'apparaissent, mais je ne suis pas dupe.

Il y a six mois encore, peu de personnes me connaissaient en France ni même en Suisse. Depuis, j'ai parfois passé plus de temps à la radio ou à la télévision que chez moi. J'espère que ma nomination n'est pas le résultat d'un simple coup de projecteur médiatique. D'autres médecins ont crevé les écrans durant la crise sans le devoir à leur pertinence scientifique. Être visible n'est pas un gage de compétence.

Durant les six premiers mois de 2020, des mois qui resteront gravés dans l'Histoire, j'ai invoqué une longue expérience pour apporter une réponse scientifique et modérée à la pandémie, alors que les mauvais augures annonçaient des dizaines de millions de morts et que des optimistes affirmaient que le coronavirus ne causerait pas plus de dégâts que les accidents de trottinette. J'ai tenté d'exprimer une voie du milieu, dépassionnée, dans le seul but de sauver des vies.

Tout au long de ces mois, j'ai souvent pensé que j'étais un joueur de tennis qui, à force de s'entraîner, lâche ses coups sans réfléchir, s'adaptant à son adversaire, trouvant des angles impossibles et des parades surprenantes, qui, quand on regarde ses échanges depuis les tribunes, donne l'illusion d'une mise en scène savamment orchestrée, alors que ses réactions ne résultent plus que d'automatismes à force de pratique. Les virus VIH, SRAS, H1N1, H5N1, MERS, Ebola et les maladies nosocomiales, ces infections acquises à l'hôpital, m'ont appris à entrer dans la zone, ce niveau de conscience, ou peut-être d'existence, où on mobilise toutes ses capacités pour être au meilleur de soi-même.

J'ai entamé mon match contre le coronavirus en janvier et je comprends que le premier set est terminé. Je me souviens de chacune des balles et alors je commence à prendre du recul, et tout s'organise, m'apparaît finalement logique, et mes actes prennent sens, révélant en filigrane comment lutter contre les pandémies, qu'elles soient silencieuses ou bruyantes, sournoises ou arrogantes. Depuis deux décennies, je mène ce match au quotidien aux HUG et dans les dizaines de milliers d'autres établissements de soin que je conseille directement ou indirectement[2]. Désormais, alors que la pandémie a transformé la planète en hôpital géant, le public aussi est descendu sur le terrain.

Je publie mon journal des six premiers mois de 2020, non pas pour mémoire, mais pour éclairer ma pratique, la transmettre, la partager, pour qu'à l'avenir nous ne soyons plus jamais pris au dépourvu, tant individuellement que collectivement.

Nous sommes à un tournant, un point de bascule causé par notre interdépendance de plus en plus étroite, par les bouleversements de la biosphère, par nos rêves de justice sociale et d'harmonie, par notre profonde aspiration à la paix. Ces forces s'entrechoquent et nous devons tout faire pour qu'elles ne provoquent pas une conflagration, mais au contraire nous poussent à nous réinventer pour le meilleur.

Janvier 2020
De la Chine au reste du monde

Mercredi 1er

Vacances de Noël dans le chalet de mon frère Denis à la neige, pas très bonne cette année, mais suffisamment pour avoir l'immense plaisir de faire skier mes deux premiers petits-enfants, William et Sasha.

Depuis deux jours, je discute avec mon ami Laurent Kaiser, le patron des maladies infectieuses aux HUG et responsable du Centre des maladies virales émergentes pour la Suisse. C'est l'un des meilleurs virologues internationaux et un excellent médecin. Nous échangeons sur la pneumonie inconnue dont souffrent une cinquantaine de patients à Wuhan, capitale de la province de Hubei en Chine. Les malades seraient plus ou moins connectés au marché de gros aux poissons de Huanan. Le service de santé local a demandé à tous les hôpitaux de faire remonter les cas suspects. L'alerte nous a été donnée sur la liste ProMed de l'International Society for Infectious Diseases[3], un programme international de veille auquel la plupart des épidémiologistes sont abonnés, puis par le bureau chinois de l'OMS prévenu par les autorités sanitaires chinoises.

Impossible de ne pas penser au SRAS, le coronavirus du syndrome respiratoire aigu sévère de 2002-2004, ou au MERS de 2012-2013, le coronavirus du syndrome respiratoire du Moyen-Orient. Nous avons craint le pire, surtout avec le SRAS quand il s'est propagé dans une trentaine de pays. Ces deux virus ont infecté respectivement 8 000 et 300 personnes, provoquant un total de 800 décès. Ils appartiennent à la grande famille des coronavirus, des virus de forme circulaire auréolés de protubérances qui leur dessinent une couronne. La plupart sont inoffensifs pour les humains ou ne causent que des rhumes[4].

Jeudi 2

Alors que nous rentrons vers Genève, mes collègues de l'OMS – avec lesquels je collabore depuis vingt-cinq ans – m'apprennent que leurs bureaux Chine, Pacifique et international sont en alerte. Le gouvernement chinois a tenté de réduire au silence plusieurs médecins de Wuhan. D'après ce que je comprends, Zhang Jixian, la directrice du service de pneumologie et de soins intensifs de l'hôpital central de Wuhan, a rapporté 7 cas de pneumonies suspectes entre le 26 et le 29 décembre. De son côté, Ai Fen, la directrice du service des urgences, a aussi repéré des cas suspects et posté les résultats des premiers tests sur le groupe WeChat de l'hôpital. Avant-hier, un jeune ophtalmologue, Li Wenliang, a rendu publiques les données cliniques, précisant que ses collègues doivent se protéger comme contre le SRAS.

J'ai l'habitude des rumeurs et des fausses alertes, même de la part de l'OMS, je ne suis pas trop inquiet. Une fois à Croix-de-Rozon, je pense à autre chose : notre maison a été cambriolée.

Vendredi 3

Je lis un article de *Science* qui pose la question ou non de l'apparition d'un nouveau virus humain[5]. Nous n'en apprenons pas davantage, sinon que le marché de Huanan a été fermé et que Li Wenliang a été arrêté et a dû signer un procès-verbal où il reconnaît avoir propagé des propos erronés pouvant perturber l'ordre social.

Échaudés par le SRAS en 2002-2004, les Thaïlandais et les Singapouriens sont suffisamment inquiets pour imposer le *screening* des voyageurs arrivant de Wuhan, c'est-à-dire leur prise de température et éventuellement une rapide visite médicale.

Dimanche 5

L'OMS publie un bulletin indiquant qu'ils ont demandé à la Chine davantage d'information pour évaluer les risques d'épidémie[6].

Lundi 6

Les vacances sont terminées. Comme presque tous les matins, je me réveille vers 5 heures, descends à la cuisine, allume la radio, toujours réglée sur La Première, la chaîne emblématique de la Radio suisse romande. Un journaliste évoque la situation à Wuhan, sans insister. Pendant ce temps, je plonge dans ma messagerie où s'accumulent des centaines d'e-mails.

À Shanghai, l'équipe du professeur Zhang Yongzhen a terminé le séquençage du virus en un temps record de 40 heures[7] et a écarté le SRAS et le MERS comme cause de l'épidémie. Il s'agit donc d'un nouveau virus. Pour le moment, aucun patient n'est décédé, même si certains sont dans un état critique.

Yuen Kwok-yung, un microbiologiste de l'Université de Hong Kong, où j'enseigne l'épidémiologie et la prévention des infections, remarque que le marché de Huanan vend aussi des animaux sauvages. Il imagine une contamination zoonotique, c'est-à-dire le passage du nouveau virus de l'animal à l'homme, un phénomène dont la fréquence ne cesse d'augmenter à cause de l'extension des zones habitées et de la diminution de la biodiversité. Cette hypothèse est probable et pose un sérieux problème de santé publique à l'échelle globale.

D'autres messages m'apprennent que les autorités hongkongaises, déjà en alerte, ont refusé l'entrée sur leur territoire à une douzaine de voyageurs arrivant de Wuhan avec des symptômes respiratoires.

Quand je quitte Croix-de-Rozon peu avant 7 h 30 pour éviter les bouchons, ces informations tournent dans ma tête, mais une semaine ordinaire s'annonce. Dans l'après-midi, j'ai une vidéoconférence avec le CDC, le Centre de contrôle des maladies américain : nous organisons un *think tank* en amont de leur conférence décennale prévue du 26 au 30 mars et n'évoquons pratiquement pas la situation à Wuhan.

Mardi 7

Après prépublication du génome du nouveau virus, Zhang Yongzhen le décrit comme un coronavirus apparenté au SRAS plutôt qu'au MERS. Je demande à mon équipe de ressortir les recommandations écrites en 2003 contre le SRAS et de les mettre à jour. Il s'agit d'une liste de précautions que doit prendre le personnel soignant pour se protéger et protéger les patients.

Les virus respiratoires comme le SRAS se transmettent selon deux modalités.

1/ *Transmission aérienne.* Quand un malade tousse, ou même parle, il expectore des cellules contenant le virus qui peuvent être aspirées par d'autres personnes.

Si le virus survit tout en étant contagieux dans de fines particules se maintenant de longues minutes en suspension dans l'air, il est transmissible par aérosol (transmission aérienne par aérosol). S'il a besoin de particules plus grosses, des postillons, qui tombent immédiatement, il est transmissible par gouttelettes (transmission aérienne par gouttelettes).

2/ *Transmission par contact.* Une fois que ces cellules se déposent, les mains peuvent les ramasser, puis provoquer l'infection quand elles se portent à la bouche, au nez, aux yeux.

Intuitivement, on peut croire que la contamination aérienne est la plus importante, celle dont il faut se prémunir en priorité avec un masque. C'est en partie vrai pour un virus comme celui de la rougeole, qui survit plus de deux heures sous forme d'aérosol tout en étant très contagieux et que le moindre mouvement peut remettre en circulation dans l'air, mais ce n'est pas le cas du SRAS qui a besoin de gouttelettes de taille plus imposante, ayant tendance à vite se déposer, ne parcourant pas plus d'un mètre, voire deux. Dans ce cas, le masque est recommandé quand deux personnes se trouvent à proximité, se parlent, risquent d'éternuer ou de tousser. Il est bien entendu aussi recommandé au premier symptôme pour ne pas risquer de projeter le virus dans l'environnement, où il peut survivre quelques heures sur des surfaces inertes et où les mains peuvent facilement le recueillir et le transmettre.

Le nouveau virus est-il de type gouttelettes ou aérosol ? Nous n'en savons rien, mais dans la mesure où c'est un coronavirus, la balance penche en faveur des gouttelettes. Nous y verrons plus clair quand nous connaîtrons le R0 du virus. Ce taux de reproduction de base indique le nombre de personnes qu'un porteur infecté contamine en moyenne dans une population non immunisée contre le virus et quand aucune mesure sanitaire n'a été prise. Le R0 est un des paramètres fondamentaux décrivant une épidémie. Quand elle se développe, quand on lutte contre elle, on ne mesure plus le R0, mais le Rt, un taux de reproduction effectif variable dans le temps. Les virus transmissibles par aérosol ont souvent un R0 supérieur à 10 – il se situe entre 12 et 18 pour la rougeole – alors que les virus transmissibles par gouttelettes ont souvent un R0 largement inférieur à 10, entre 2 et 3 pour un rhume ordinaire ou la grippe[8].

Dans les recommandations contre le SRAS, les maladies nosocomiales et la plupart des infections, l'hygiène des mains par friction hydroalcoolique joue un rôle clé[9]. J'en suis arrivé à cette conclusion assez tôt dans ma carrière.

Fin 1992, je rentre de mes trois ans aux États-Unis avec en poche un master en épidémiologie et santé publique de l'université d'Iowa et deviens responsable du tout nouveau service de prévention et contrôle des infections des HUG. Mes collaborateurs et moi commençons par lancer une étude pour mesurer la prévalence des maladies nosocomiales à Genève, c'est-à-dire estimer combien de patients attrapent une maladie avec laquelle ils ne sont pas entrés à l'hôpital.

Aux États-Unis dans les années 1970-1980, la prévalence des maladies nosocomiales était souvent de l'ordre de 18 %, ce qui voulait dire que près d'un malade sur cinq s'infectait à l'hôpital (pneumonies, cystites, septicémies...) avec pour conséquence que près de 6 % d'entre eux décédaient. Je nous ai crus plus malins à Genève. Pourtant, après trois mois d'observation, nous trouvons peu ou prou la même valeur, y compris quand nous renouvelons l'étude pour confirmer ces résultats.

Les infections nosocomiales n'épargnent aucun service. Elles circulent à travers l'hôpital, aucune porte ne les arrête. Un jour de 1994, une infirmière me parle d'un malade atteint par un germe résistant aux antibiotiques. Le lendemain, on le retrouve dans la chambre voisine. Quelque chose l'a transporté. Le système de ventilation ? Les instruments ? Les soignants eux-mêmes ? Je me souviens alors d'Ignace Semmelweis : en 1847, il a démontré que les obstétriciens infectaient les parturientes lors des accouchements et que l'hygiène des mains pouvait drastiquement réduire ces infections.

Je me demande s'il en va de même chez nous. Fin 1994, nous observons nos collègues des soins intensifs et découvrons qu'ils devraient se laver les mains vingt-deux fois par heure en moyenne. Un lavage des mains prenant au moins une minute, autant dire qu'ils n'ont pas le temps d'être irréprochables côté hygiène tout en s'occupant des patients. La pomme me tombe sur la tête : il faut trouver autre chose que l'eau et le savon, quelque chose de plus rapide.

Tout de suite, je pense à l'alcool, parce qu'il tue la plupart des virus et des bactéries, et qu'il s'évapore en quelques secondes, donc pas besoin de se déplacer jusqu'au lavabo, puis de se sécher les mains. J'y pense aussi parce que, à l'époque où je travaillais en labo, nous avions toujours de l'alcool à disposition pour nettoyer notre paillasse.

J'ai alors un coup de chance extraordinaire. Je descends à la pharmacie et demande à un de mes collègues pharmaciens, William Griffiths, s'il peut me conseiller un désinfectant à base d'alcool. Son visage s'illumine. Il a mis au point une solution hydroalcoolique en 1974 quand il travaillait à l'hôpital de

Fribourg, mais personne ou presque ne l'utilise alors qu'elle est plus performante que les rares produits commercialisés. Début 1995, nous commençons à proposer cette solution au personnel des HUG : plus rapide, plus efficace, moins allergisante que le savon, elle incite les soignants à se désinfecter les mains plus souvent. Quatre ans plus tard, fin 1998, nous avons divisé par deux la prévalence des maladies nosocomiales et réduit la mortalité associée.

Si une meilleure hygiène des mains divise par deux les maladies nosocomiales, cela confirme que les mains véhiculent la plupart des infections à l'hôpital, plus que l'air ou les instruments. Depuis, nous avons divisé par quatre les maladies nosocomiales aux HUG et dans bien d'autres établissements. L'hygiène des mains est la clé de la lutte contre les infections. Les autres mesures comme le port du masque, de blouse, de charlotte, de gants... ont leur importance, mais toutes ensemble elles contribuent moins à la réduction du risque infectieux que l'hygiène des mains seule. C'est aussi vrai en cas d'épidémie, parce que nos mains touchent sans cesse des objets potentiellement infectés.

Jeudi 9

En fin de matinée, je m'envole pour Tokyo *via* Zurich. Je rejoins Ermira Tartari, Chloé Guitart et Carolina Fankhauser pour ce que nous appelons un « Train-The-Trainers », un séminaire que nous donnons plusieurs fois par an dans divers pays depuis 2015 afin de former à l'hygiène des mains les meilleurs spécialistes de la prévention des infections, dans le but qu'eux-mêmes propagent les bons gestes dans leurs institutions.

En partenariat avec l'OMS, ce programme a démontré son efficacité et entraîne une diminution des maladies nosocomiales[10]. Je tiens à être présent au moins une journée lors de chacune des formations, parce que j'aime rencontrer les soignants, être à l'écoute de leurs difficultés, mais aussi de leurs idées. Notre champ médical est en perpétuelle évolution comme le sont les pathogènes contre lesquels nous luttons et nous ne pouvons pas baisser la garde.

Lors de mon escale à Zurich, j'apprends que le nouveau coronavirus vient de tuer un Chinois de soixante et un ans souffrant de nombreux facteurs de comorbidité. Les médecins chinois affirment toutefois que le virus est moins létal que le SRAS, dont le taux de mortalité est d'environ 10 %, ce qui en fait un des virus connus les plus dangereux, certes moins qu'Ebola mais cent fois plus mortel que les grippes les plus graves[11].

L'OMS estime que la grippe décime chaque année entre 290 000 et 650 000 personnes dans le monde[12]. Pour obtenir ces chiffres, les analystes prennent en compte la surmortalité hivernale et l'imputent en grande partie à la grippe. C'est ainsi que nous arrivons au taux de mortalité moyen de 0,1 % pour la grippe. Il existe une autre modalité de calcul, plus rigoureuse, mais difficile à pratiquer dans la plupart des pays : dénombrer les décès effectivement causés par la grippe. Cette méthode, qui implique un dépistage systématique, trouve souvent dix fois moins de victimes, soit un taux de mortalité de 0,01 %[13]. La vérité se situe entre ces deux extrêmes, d'autant qu'une grippe peut en cacher une autre : le taux de mortalité de celle de 1918-1919 pourrait avoir été de 2 %[14].

Dimanche 12

Notre séminaire se déroule à merveille, nous parlons peu du nouveau virus, sinon pour dire qu'en l'état de nos connaissances nous en restons dans les hôpitaux à notre programme ordinaire de prévention des infections, port du masque face à un malade avéré ou suspect et surtout pratiquer les cinq moments de l'hygiène des mains :

1/ avant de toucher un patient ;

2/ avant un geste aseptique (prise de sang, poser ou retirer un pansement...) ;

3/ après un risque d'exposition à un liquide biologique ;

4/ après avoir touché un patient ;

5/ après avoir été en contact avec l'environnement d'un patient.

Ce dernier point est très important parce que, même sans avoir de contact direct avec lui, on peut être contaminé par les germes qu'il projette autour de lui.

L'OMS publie un premier point sur l'épidémie[15].

« Selon l'enquête épidémiologique préliminaire, la plupart des cas étaient commerçants ou manutentionnaires ou se rendaient fréquemment sur le marché de Huanan. Le gouvernement chinois indique qu'il n'y a pas de preuve évidente de transmission interhumaine. [...] Pour les 41 cas confirmés, la date d'apparition des symptômes est comprise entre le 8 décembre 2019 et le 2 janvier 2020. Aucun autre cas n'a été détecté depuis le 3 janvier 2020. »

J'ai quelques doutes sur cette absence de nouveaux cas : le jeune ophtalmologue Li Wenliang aurait été hospitalisé à Wuhan, ce qui laisse supposer une transmission interhumaine ainsi que la continuité de la flambée épidémique. La Chine est-elle en train de nous refaire le coup du SRAS, c'est-à-dire de nous cacher la gravité de la situation ? Impossible de ne pas me poser cette question, même si la communauté scientifique chinoise travaille d'arrache-pied pour comprendre l'épidémie et nous informer. Comme souvent, les enjeux politiques et économiques prennent le pas sur la santé de la population.

Lundi 13

Alors que notre séminaire se termine, nous apprenons qu'un premier cas est signalé en Thaïlande, ce qui confirme mes doutes de la veille. La patiente arrive de Wuhan où elle n'a pas visité le marché de Huanan, mais d'autres marchés.

Suivant les recommandations de Chuang Yin-ching, un infectiologue qui rentre de Wuhan, Taïwan impose à ses ressortissants de prendre leurs précautions s'ils doivent visiter Wuhan, surtout d'éviter les marchés où le nouveau virus semble se développer en cluster, ce qui, une fois de plus, milite pour une transmission interhumaine[16]. Toute personne ayant visité Wuhan doit consulter un médecin.

Chuang Yin-ching déclare que lors de son séjour à Wuhan, les autorités chinoises n'ont montré aucune courbe épidémiologique, ce qui, comme il le remarque démontre un certain malaise[17]. Il ajoute : « Lors de notre visite du Jinyintan Hospital de Wuhan, les médecins ont pris des précautions pour éviter une transmission interhumaine. »

Chaque fois que j'ai visité Taïwan, j'ai été impressionné par le professionnalisme du corps médical et la qualité de leurs services de prévention des infections. La Chine n'aime pas les Taïwanais, ils sont en froid avec l'OMS et les Nations unies dont officiellement ils ne sont pas membres à part entière, mais pour moi ils ont toujours été une référence, notamment dans leur magnifique suivi de nos stratégies de promotion de l'hygiène des mains. Il sera important de surveiller leur gestion de la crise.

Jeudi 16

Je suis à Yokohama. Depuis mardi, je visite des hôpitaux dans la préfecture de Kanagawa. J'en ai visité des centaines depuis le début de ma collaboration avec l'OMS en 2005, sur les cinq continents, dans les régions les plus riches comme les plus déshéritées. Je les écoute, les palpe, les ressens et les diagnostique comme je le faisais avec les patients quand j'étais jeune clinicien. Souvent, il me suffit de quelques minutes pour mesurer leurs forces et leurs faiblesses. Je vois ce qui peut être amélioré pour prévenir les infections. Alors je donne quelques conseils, sans avoir besoin de signer une ordonnance. Je suis toujours merveilleusement accueilli. Nous terminons par un *five* : nous nous prenons en photo, une main tendue, les doigts écartés pour rappeler les cinq moments de l'hygiène des mains, c'est devenu un rituel.

Alors qu'une visite s'achève, on me raconte que dans un hôpital voisin, le premier cas de coronavirus vient d'être identifié au Japon, soit le second hors de Chine[18]. Ce ressortissant chinois est rentré de Wuhan dix jours plus tôt. Il n'a fréquenté aucun marché, mais un malade, ce qui démontre que la transmission interhumaine est possible. Il était encore à Wuhan quand il a développé les premiers symptômes. Le 6 janvier, rentrant au Japon, il a franchi l'immigration sans problème en faisant baisser sa fièvre à l'aide de paracétamol. Il a été hospitalisé le 10 janvier, mais désormais ne montre aucun signe de complication.

À Berlin, mon collègue et ami Christian Drosten publie le premier test de détection du coronavirus et le rend gratuitement disponible à travers le site de l'OMS. Pas un instant il ne s'est demandé s'il y avait de l'argent à gagner. D'autres devraient se regarder dans le miroir lorsqu'ils rentrent chez eux le soir. Je trouve inacceptable de faire passer l'économie avant la santé, voilà pourquoi j'ai moi-même demandé en 2006 à William Griffiths de créer deux formulations hydroalcooliques économiques, simples à fabriquer et efficaces, que nous avons offertes à l'OMS en 2009.

Je raconte volontiers cette histoire parce que je n'avais rien prémédité. À partir d'octobre 2005, notre programme de promotion de l'hygiène des mains a été choisi par l'OMS comme premier défi mondial pour la sécurité des patients. L'enjeu était de taille : diviser par deux la mortalité nosocomiale à l'échelle mondiale, la faire passer de 16 millions de victimes par an à 8 millions, c'est-à-dire sauver plus de vies qu'avec n'importe quelle autre technologie médicale.

Lors d'un voyage au nom de l'OMS en janvier 2006, je visite des hôpitaux au Kenya. Un jour, alors que nous avons quelques heures d'avance sur le programme, je propose que nous visitions un établissement au hasard. Nous nous retrouvons à l'hôpital de Kijabe. Avec l'OMS, c'est génial. Même à l'improviste, on est les bienvenus partout. Là, c'est encore un concours de circonstances extraordinaire. On entre dans une chambre et je vois tout de suite, sur un support en bois cadenassé, un distributeur de solution hydroalcoolique.

Je demande à l'infirmière de service quand elle l'utilise et constate avec joie qu'elle connaît en partie les cinq moments de l'hygiène des mains. Mais la présence du cadenas me préoccupe. L'alcool devrait être facilement accessible. Toute entrave ne peut que limiter l'observance. Supposant qu'on met sous clé les produits coûteux, je demande combien coûte le flacon. Le directeur m'apprend qu'il revient trois ou quatre fois plus cher qu'en Europe.

Ça me rend dingue. Je trouve ça ignoble. Je comprends alors que les solutions hydroalcooliques doivent être fabriquées localement et ne doivent pas être brevetées. Cette décision a sans doute été la plus importante de ma carrière. Je suis heureux que Christian ait fait le même choix concernant son test de détection. C'est un geste qui vous reste dans le cœur, la sensation d'avoir œuvré pour l'humanité. Ce sentiment n'a pas de prix, il a une dimension sacrée.

Vendredi 17

Avion depuis Tokyo pour Sapporo où je passerai ma traditionnelle semaine de ski avec les enfants. J'en fais bondir plus d'un avec ce voyage, à commencer par Séverine qui refuse de se joindre à nous, argumentant que nous détruisons la planète à prendre l'avion pour un oui ou un non. Elle me dit toujours :

— Que tu voyages pour sauver le monde, OK. Mais pour ton plaisir, ça ne le fait pas.

Elle reste donc à Genève avec Miles et James pendant que me rejoignent Virgile depuis Londres, Laure depuis Melbourne, Irène et Florian depuis Genève.

Ces retrouvailles sont très importantes pour moi, surtout depuis que je suis séparé de leur mère. J'ai parfois l'impression de les avoir abandonnés quand ils étaient enfants alors que je travaillais nuit et jour pour faire progresser l'hygiène des mains. Voilà une chose qui n'a pas changé, mais j'ai autant besoin qu'avant de les avoir près de moi, de nous sentir ensemble, unis, face à un monde qui ne tourne pas rond et que, peut-être, en effet, à force de trop voyager, je n'améliore guère.

Mais il y a tant de combats, je suis incapable de tous les mener de front, il y a déjà tant à faire pour la prévention des infections ! Cette semaine dans la meilleure poudreuse du monde est ma petite respiration annuelle.

Dans les aéroports, personne ne s'inquiète de notre santé. Je me dis que les contrôles généralisés ne tarderont pas : déjà le CDC décide de *screener* tous les passagers entrant aux États-Unis en provenance de Wuhan. Une fois réunis, nous prenons une voiture pour Niseko, le paradis des skieurs en neige profonde.

Dimanche 19

Les vacances ne changent rien à mon rythme. Je me lève toujours aussi tôt, me couche toujours aussi tard et ne cesse d'échanger avec mes collègues. L'épidémie se propage. Après avoir confirmé 41 cas début janvier et rien depuis, la Chine annonce 3 victimes et 201 cas, dont certains hors de la région du Hubei.

Je ne peux m'empêcher de calculer le taux de mortalité – 1,5 % –, même si c'est prématuré. Par expérience, je sais que nous sous-estimons systématiquement le nombre de cas en début d'épidémie et qu'ils sont probablement beaucoup plus nombreux qu'annoncé, donc que la mortalité réelle est inférieure, tout en étant supérieure à celle d'une grippe saisonnière.

Lundi 20

Premiers cas en Corée du Sud et aux États-Unis. Tout s'accélère. La Chine confirme la transmission interhumaine[19]. L'OMS craint une propagation internationale alors qu'elle est avérée depuis quelques jours. Il faut bien comprendre que l'OMS est une organisation interétatique, donc politique, qui doit sans cesse ménager la chèvre et le chou. Nous autres, médecins, ne faisons que conseiller, nous ne sommes pas des fonctionnaires onusiens, d'ailleurs nos contributions sont bénévoles. Les rapports de l'OMS peuvent être très pertinents, quand les meilleurs spécialistes mondiaux participent, mais médiocres quand, par manque de temps, les compétences adéquates ne sont pas mobilisées. L'OMS a malheureusement tendance à prévenir au dernier moment.

En Chine, le Président Xi Jinping déclare que la santé des Chinois doit être une priorité et que tout doit être fait pour infléchir la courbe épidémique. Quand on connaît la Chine, on ne peut que s'attendre à des mesures radicales. Cette déclaration est en elle-même un aveu que l'épidémie n'est plus contenue.

Mardi 21

Tout se passait à merveille avec les enfants jusqu'à ce qu'en fin de journée, Florian se blesse au genou en percutant un arbre lors d'une descente à travers la forêt. Il est rapatrié en urgence à Genève. Nous avons le moral dans les chaussettes.

Premier cas à Taïwan qui interdit tous les vols avec la Chine, impose une quarantaine de deux semaines à tous les autres voyageurs, multiplie les tests de dépistage, conseille la distanciation physique, impose le suivi numérique des citoyens pour remonter les chaînes de transmission. Il est indéniablement utile d'avoir un vice-président épidémiologiste.

Mercredi 22

Hier, le gouvernement chinois a confiné Wuhan, Huanggang et Ezhou, provoquant un véritable exode vers le reste de la Chine. Officiellement, l'épidémie a causé 17 victimes dans ces villes peuplées de 20 millions d'habitants. La quarantaine n'est-elle pas une mesure disproportionnée ? Je connais la rigueur et les excès des réponses chinoises. Ils ont retenu les leçons du SRAS. Je ne me tourmente pas davantage, mais je sais une chose : le confinement est la solution de dernier recours.

Il y a deux phases durant une épidémie. Dans la première, les services de santé publique essaient de remonter les chaînes de transmission et d'identifier les personnes susceptibles d'avoir été contaminées. Cette stratégie implique de disposer en quantité de tests de dépistage fiables et d'investigateurs sur le terrain pour effectuer des enquêtes d'entourage. Tant que le nombre de cas est faible et que les hôpitaux sont loin de leur point de saturation, on peut poursuivre la circonscription des clusters. Dans cette phase, le mot d'ordre est de tester autant que possible. Mais on ne teste pas au hasard, d'abord parce qu'en début de crise on dispose de peu de tests, aussi parce que ce ne serait pas rentable en termes de détection de cas pour une maladie à faible prévalence. On teste au moindre symptôme tout en expliquant au public les gestes barrières, invoquant la responsabilité de chacun pour freiner la propagation.

Dans la seconde phase, quand les cas se multiplient, quand on perd le contrôle des chaînes de transmission, quand les hôpitaux ne suivent plus, il ne reste que le confinement : faire en sorte que les gens ne se contaminent plus. À ce moment, les tests nous fournissent des données intéressantes, mais n'aident pas à lutter contre la maladie. Dans l'idéal, bien sûr, on aimerait connaître tous les positifs, savoir qui a infecté qui, cloner le virus, mesurer son évolution en temps réel, mais c'est un fantasme d'épidémiologiste.

J'ai vécu en direct ce genre de crise en Afrique de l'Ouest en 2014 lors de l'épidémie d'Ebola. Nous avions sauté directement dans la phase 2, un peu comme semble le faire la Chine. En septembre 2014, les populations du Liberia, de Sierra Leone et de Guinée s'étaient autoconfinées. Les hôpitaux étaient déserts parce que les patients et les soignants avaient peur d'y être contaminés. Faute d'une culture de prévention des infections, les systèmes de santé s'étaient effondrés, avec des conséquences dramatiques pour des milliers de patients qui ne pouvaient plus recevoir de soins.

Nous avons enseigné à des pharmaciens sur le terrain l'art de fabriquer des solutions hydroalcooliques à partir des ressources locales, notamment des déchets de la canne à sucre. Par chance, nous étions prêts. Dès 2006, nous avons formé Loséni Bengaly, un pharmacien malien qui, à son tour, avec notre aide et celle de l'OMS, a formé d'autres pharmaciens dans de nombreux pays africains. Depuis, comme les formulations hydroalcooliques sont libres de droits, de nombreuses initiatives de production locale ont vu le jour, une stratégie que nous déployons peu à peu partout dans le monde.

En Afrique de l'Ouest, en partie grâce à la friction hydroalcoolique, les soignants et les patients ont commencé à revenir dans les hôpitaux. Des études ultérieures ont montré que la crise Ebola avait tué deux fois plus que le virus lui-même[20]. Il faut toujours prendre en compte les dégâts collatéraux causés par une épidémie.

Depuis le Forum économique mondial de Davos, le Président Trump déclare que la situation aux États-Unis est sous contrôle[21]. « Notre premier cas arrive de Chine. Tout ira bien. »

Jeudi 23

Des vidéos extraordinaires circulent sur Internet. On voit deux hôpitaux en cours de construction à Wuhan, ou plutôt ce que les Chinois appellent des *fangcang*, des hôpitaux de campagne – *fangcang*, un mot qui sonne comme « arche de Noé »[22] en chinois. Des centaines de pelles mécaniques terrassent les terrains. On dirait qu'une armée de fourmis s'est mise au travail. Par sa démesure, cette réponse chinoise indique la gravité de la crise, au-delà des chiffres communiqués. On ne bâtit pas dans l'urgence de nouveaux hôpitaux si le système de santé n'a pas mis un genou à terre. Pour cela, il faut plus que les 830 cas déclarés aujourd'hui.

Je suis dans les champs de la fameuse poudreuse japonaise quand m'appellent successivement Darius Rochebin, le journaliste vedette de la Télévision suisse romande, puis Virginie Matter, responsable de l'actualité à la Radio suisse romande.

Ils veulent tous deux connaître mon avis sur la situation. Ils m'annoncent un premier cas à Singapour. Je me garde d'être alarmiste, d'évoquer mes cogitations, je reste fidèle à la ligne de l'OMS. J'ai l'espoir que, par leur rigueur et leur obéissance, les Chinois jugulent la flambée et qu'ailleurs nous réussissions à circonscrire les rares clusters, évitant une évolution de l'épidémie en pandémie, c'est-à-dire à un stade où elle sera présente partout et alors inarrêtable.

Après deux jours de réunion, les experts de l'OMS renoncent à déclarer l'urgence de santé publique de portée internationale[23]. Je m'en étonne. Même si je me veux optimiste, j'aurais tiré la sonnette d'alarme.

Vendredi 24

Le nouveau coronavirus était décrit comme une grippe, mais un article du *Lancet* nous en apprend davantage[24]. On découvre que la période d'incubation peut être de plusieurs jours avant que des symptômes apparaissent, qui souvent sont très légers et peuvent passer pour un rhume ordinaire. Mais presque tous les patients étudiés lors de leur hospitalisation ont fait de la fièvre, beaucoup ont développé une toux sèche, certains des maux de tête et d'autres symptômes. Leurs radios montraient des signes de pneumonie interstitielle, atteinte typique d'un virus respiratoire, certaines avec complications, conduisant éventuellement à la mort des patients. Les corticoïdes habituellement administrés en cas de pneumonies semblent inefficaces, voire dangereux. L'article conseille au personnel soignant de porter des équipements de protection, notamment des masques FFP2. Les auteurs ne cachent pas leur inquiétude et nous alertent sur le potentiel pandémique de ce virus. Bien qu'averti de la publication de cet article par ses services, Trump tweete que tout s'arrangera parce que les Chinois font du bon boulot[25].

Dimanche 26

Quand nous quittons le Japon, il y a des cas un peu partout dans le monde et je pressens que nous ne tarderons pas à recevoir nos premiers patients aux HUG. En France, la population commence à se poser des questions. Une journaliste de BFM TV demande à la ministre de la Santé, Agnès Buzyn, s'il faut acheter des masques en pharmacie[26]. La ministre répond : « Surtout pas, c'est totalement inutile. »

Elle n'a pas tort, elle n'a pas raison, ça dépend des circonstances et il est bien trop tôt pour avoir des certitudes. Elle précise l'utilité des masques chirurgicaux : « Il faut mettre ces masques quand on est malade pour éviter d'envoyer des microbes à son entourage. D'ailleurs, en période d'épidémie grippale, ce serait bien que les Français portent des masques quand ils sont au contact de personnes âgées ou de personnes fragiles. »

J'approuve. La ministre ajoute que la France possède des dizaines de millions de masques en stock. Personne ne tique, mais il en faudrait des milliards pour protéger tous les Français, et à ma connaissance aucun pays ne dispose de tels stocks stratégiques. Pour preuve, il semble qu'en Chine il y ait déjà une pénurie de masques, alors que le pays est le principal fabricant au monde.

Lundi 27

Me voilà de retour aux HUG. Dans l'après-midi, j'ai deux réunions avec l'OMS, prévues de longue date et sans relation avec le coronavirus, l'une au sujet de la sécurité des patients en général, la seconde pour organiser la journée du 5 mai. Depuis 2009, c'est le jour où nous mobilisons tous les hôpitaux de la planète pour les sensibiliser à l'hygiène des mains. Pourquoi le 5 mai ? Parce que c'est le cinquième jour du cinquième mois de l'année, en référence aux cinq moments de l'hygiène des mains. Comme l'OMS a dédié 2020 aux sages-femmes, infirmières et infirmiers, nous avons décidé de centrer la communication sur elles et eux, en première ligne face aux patients, donc face aux contaminations.

Nous commençons à comprendre le rôle des *fangcang* construits dans l'urgence par les Chinois. Il ne s'agit pas vraiment d'hôpitaux, mais plutôt de sas où les personnes positives sont isolées pour ne pas rester chez elles et infecter leurs proches. Si leur condition se dégrade, elles sont transférées vers les hôpitaux ordinaires. Jamais nous n'aurons en Europe l'agilité de mettre en œuvre une telle stratégie. Pour isoler les patients, nous n'aurons que les chambres d'hôtel, mais il nous sera impossible de généraliser la méthode chinoise, parce que nous ne nous y sommes pas préparés. Nous n'avons définitivement pas retenu les leçons du SRAS.

À 13 heures, nous réunissons une cellule de crise autour du responsable de l'approvisionnement et de la sécurité des HUG. Notre but : réagir au plus vite en fonction de l'évolution de l'épidémie. Cette cellule se réunira à présent une fois par semaine.

Mercredi 29

À 17 heures, nous nous réunissons chez Laurent Kaiser, dans le service des maladies infectieuses. Nous sentons la pression monter côté coronavirus, avec 2 premiers cas en Allemagne et en Italie, 3 cas en France depuis cinq jours. L'épidémie se rapproche de Genève. Nous décidons de nous voir quotidiennement et d'établir une revue de la littérature scientifique pour être prêts, tant du côté thérapeutique que de la prévention des infections.

Le boulot de Laurent, c'est soigner les malades. Le mien, d'éviter qu'ils en contaminent d'autres ou ne contaminent le personnel. Stephan, mon équipe et moi, nous restons sereins. Nous avons briefé tous les services, notamment les urgences, rappelé les recommandations. Le virus nous fait moins peur qu'Ebola, contre lequel nous avons dû nous armer en 2014 et où le moindre contact avec un fluide corporel, ne serait-ce que la sueur, peut être fatal.

Quand nous avons reçu notre seul et unique malade Ebola en 2014, le personnel, après un moment d'angoisse, s'est senti en sécurité, ce qui n'a pas été le cas en Espagne ou aux États-Unis, où des infirmières ont été infectées et où l'une d'elles est morte. À cette occasion, je me suis rendu à Dallas pour auditer la sécurité sanitaire. J'ai vite compris l'origine du problème : les infirmières travaillaient sans avoir reçu de formation particulière, avec des tenues inappropriées, la peau découverte par endroits. On les avait sacrifiées faute d'une réelle culture de la prévention des infections. Après avoir été leader dans le domaine jusque dans les années 1980-1990, les États-Unis sont désormais en retard.

Le pire est peut-être de travailler par habitude. Pour Ebola, les médecins des ONG ont commencé par se désinfecter les mains avec de l'eau et du chlore, ce qui était inefficace car ils utilisaient des concentrations insuffisantes, les concentrations adaptées étant quant à elles toxiques. On a dû réécrire des recommandations, expliquer qu'il fallait utiliser de l'alcool pour désinfecter les combinaisons et le matériel en plus des mains. À chaque épidémie, il faut adapter la réponse, ni se surprotéger, parce qu'alors on se sent trop en sécurité et commet des erreurs vis-à-vis des patients, ni pas assez, parce qu'alors on met tout le monde en danger, y compris soi-même. L'OMS a fini par reprendre nos documents. C'est en général leur méthode. Ils siphonnent notre travail, mais nous le leur cédons avec plaisir. Ensuite, l'OMS réunit des comités d'experts et les stratégies font l'objet de consensus, basés sur les connaissances disponibles.

Jeudi 30

Après une visite en Chine, Tedros Adhanom Ghebreyesus, le patron de l'OMS, ne cache plus son inquiétude. Il déclare l'urgence de santé publique de portée internationale[27]. « Tous les pays doivent être prêts à prendre des mesures pour endiguer l'épidémie, notamment par une surveillance active, un dépistage précoce, l'isolement et la prise en charge des cas... » Message classique lorsque nous nous trouvons en phase 1 de la lutte contre une épidémie. Cette décision avait nécessité huit mois pour Ebola, cette fois, un mois a suffi.

Chez Laurent, nous discutons longuement d'un article du *New England Journal of Medicine*[28], qui évoque une Chinoise asymptomatique qui aurait transmis le coronavirus à deux collègues lors d'une réunion en Allemagne. Il est très rare qu'une maladie pulmonaire soit transmissible sans symptôme, parce qu'alors on ne tousse pas, on ne projette pas de gouttelettes et, si on le fait, leur charge virale est faible. Ce n'est pas impossible, mais les transmissions asymptomatiques ne peuvent qu'être minoritaires. Si c'est le contraire avec le nouveau virus, ça se complique. Reste que la méthodologie des scientifiques nous paraît suspecte et les preuves, peu convaincantes. Tout ressemble à un papier publié à la va-vite pour faire le buzz.

Dans mon service, j'ai dû demander à une de nos collaboratrices de se spécialiser dans les *fake news* pour lutter contre le grand n'importe quoi qui entoure la friction hydroalcoolique. Il ne se passe pas une semaine sans que quelqu'un cherche à démontrer son inefficacité ou sa dangerosité. Un jour, un article prétend que les solutions hydroalcooliques contiennent des perturbateurs endocriniens. Réponse : « Regardez les formulations OMS[29], vous verrez qu'elles se composent uniquement d'alcool, de glycérine, d'eau oxygénée et d'eau. » Un autre article affirme qu'elles sont impuissantes contre le virus de la grippe. Réponse : « Si vous vous contentez d'asperger d'alcool de la morve, vous ne tuerez pas le virus qui s'y terre. On ne parle pas pour rien de *friction* hydroalcoolique, la friction a son importance, et par ailleurs elle doit se pratiquer sur des mains non souillées. » La liste des récriminations n'en finit pas de s'allonger, reposant sur des démonstrations fallacieuses de personnes prêtes à tout pour attirer la lumière des projecteurs.

Je reste ouvert. Science n'est pas vérité. Mais la détourner pour briller dans les médias me paraît préjudiciable, *a fortiori* pour les malades. Le problème : les journalistes eux-mêmes tombent dans le panneau. Il faut ensuite des mois pour réfuter les erreurs, qui en attendant causent parfois des dégâts.

Vendredi 31

Alors que la Chine recense plus de 10 000 cas, que 25 pays sont touchés ainsi que deux paquebots de croisière, l'équipe de Gabriel Leung à l'université de Hong Kong estime que l'épidémie est sans doute déjà au stade pandémique, sachant que Wuhan est un gigantesque *hub* pour les vols internationaux[30]. Le R0 du virus serait de 2,68 et le nombre de cas doublerait tous les 6,4 jours.

Ce R0 me fait pencher pour un virus peu transmissible par aérosol. Autrement dit, quelqu'un qui tousse dans un wagon ne contamine pas tout le wagon et le virus n'y reste pas en suspension durant des heures pour y être remis en circulation au moindre mouvement. Si d'aventure le virus avait cette capacité, cela signifierait qu'il est très peu contagieux de cette façon, sinon justement le R0 serait bien supérieur. Un R0 largement inférieur à dix implique de prioriser l'hygiène des mains, la distanciation physique et le port du masque quand cette dernière est impossible.

Bien sûr, si un malade qui tousse beaucoup traverse un wagon mal aéré sans prendre de précaution, il peut déposer partout du virus, dans l'air, sur les sièges, les accoudoirs. Dans un lieu clos avec beaucoup de monde, il y a toujours un léger effet aérosol, même avec la grippe, mais je doute que cette route de contamination ait du poids dans l'évolution de l'épidémie, qui semble avant tout familiale, c'est-à-dire affecter des personnes qui passent du temps à proximité les unes des autres, chez elles, au travail, dans un club de sport, dans une boîte de nuit, et bien entendu dans les transports en commun. Cela me confirme que nous devons en rester aux recommandations imaginées pour le SRAS.

Les chercheurs hongkongais conseillent de généraliser partout dans le monde la limitation des déplacements, la fermeture des écoles, l'interdiction des rassemblements, le télétravail… Ils suggèrent de s'assurer de l'approvisionnement en médicaments et en équipements de protection. Je n'arrive pas à croire que nous devrons tous adopter de telles mesures.

De leur côté, les États-Unis interdisent l'entrée sur leur territoire aux voyageurs ayant visité la Chine dans les deux dernières semaines. Trump souffle le chaud et le froid. Mes collègues américains du CDC me disent que leur Président ne les écoute pas, qu'il ne croit pas à la propagation du virus dans le pays, et puis il prend cette décision. Il est imprévisible.

Si cette épidémie se développe, les Américains payeront le prix fort : leur santé publique est en lambeaux et on ne lutte pas contre une épidémie qui frappe l'ensemble de la population avec une santé privée destinée aux riches. Par ailleurs, un pays ne peut affronter seul une épidémie, parce qu'elle ne s'arrête pas aux frontières. Quand, en 2018, Trump a déclaré à la tribune des Nations unies qu'il rejetait le globalisme pour préférer le patriotisme, il a mis son pays dans une situation sanitaire embarrassante[31]. Durant la crise du SRAS, nous avons appris que nous ne pouvions vaincre une pandémie qu'en coopérant à l'échelle mondiale. Les pays qui ont tourné le dos à la communauté internationale, en effectuant un repli sur eux-mêmes, souffriront davantage que les autres.

En France, Didier Raoult affirme : « Ce n'est qu'une infection respiratoire virale de plus[32]. »

J'aime bien Didier, on se respecte, c'est un microbiologiste de tout premier plan au niveau international, un bon infectiologue, mais ce n'est pas un épidémiologiste. Je trouve qu'il se mouille un peu vite. Pour ma part, je me garde de toute prévision. Mais il a raison quand il dit : « De mon point de vue, le risque le plus important est la panique. »

Voilà contre quoi nous devrons nous battre en premier.

Février 2020
Au pied de la vague

Dimanche 2

Premier décès hors de Chine, aux Philippines. Passage aux infos avec Darius Rochebin[33]. Il me demande où en est l'épidémie. J'explique que dans la plupart des pays nous avons des contaminations secondaires, voire tertiaires, à partir de cas importés de Chine, mais en petit nombre.

— La quarantaine est-elle utile ?

— Bien sûr, elle permet de protéger l'entourage et d'éviter la propagation de la maladie.

Darius Rochebin me parle des images sensationnelles qui montrent des Chinois en train de manger des chauves-souris. Il veut savoir si le virus se transmet de cette façon.

— La chauve-souris est un réservoir à virus, mais il faut ensuite des animaux transitoires pour que ces virus affectent les humains.

— Entre ceux qui pensent que c'est bidon, que la grippe classique fait beaucoup plus de morts, et les catastrophistes, où placer le curseur, professeur ?

— À ce jour, 12 000 cas ont été recensés dans le monde pour 300 décès. Avec 2,5 % de mortalité, c'est bien plus que la grippe saisonnière, mais on n'a pas idée de tous les cas. Bientôt, on reverra la mortalité à la baisse.

Lundi 3

Avant de repartir à la neige samedi prochain avec cette fois Séverine, Miles et James, j'ai un agenda quasi vide, tout mon temps étant réservé à Thierry Crouzet qui me rejoint pour travailler à la suite du *Geste qui sauve*, le livre qui raconte l'épopée de la friction hydroalcoolique, aujourd'hui traduit dans une vingtaine de langues.

Thierry est devenu un ami proche. J'ai l'habitude de dire qu'il me connaît parfois mieux que moi-même. Il m'a fait prendre conscience de la notion d'économie de paix : face à l'économie traditionnelle, prédatrice puisqu'on y maximise ses bénéfices quitte à écraser ses concurrents, se développe une économie pacifique qui repose sur la coopération, le don et l'absence de brevet pour les innovations vitales, où on trouve aussi bien des médicaments essentiels que le Web, par exemple. Ces deux économies coexistent et on ne peut qu'espérer que la seconde prospère.

J'ai participé à l'économie de paix en offrant les formulations hydroalcooliques à l'OMS, en développant la production locale en Afrique et ailleurs, puis en rassemblant les industriels du secteur dans un groupement adossé à l'OMS, le POPS (Private Organisations for Patient Safety). Au début, ces acteurs privés n'ont pas vu ce don d'un bon œil et crié à la concurrence déloyale, d'autant que je leur imposais un niveau de qualité élevé. Mais très vite, ils ont été stimulés. Plus la friction hydroalcoolique se popularisait, plus la demande en solution ou en gel augmentait, donc les revenus, sans que s'ensuive une guerre des brevets. Les différents acteurs ont commencé à mener des études conjointes, souvent en collaboration avec l'OMS. Les formulations libres empêchant la flambée des prix, les consommateurs pouvant se retourner vers elles et produire localement, ce petit secteur pharmaceutique a été pacifié et dynamisé.

C'est le compromis idéal. On achète un produit quand on en a les moyens, sinon on le fabrique, tout en ayant la garantie de son efficacité. Il n'y a pas de ticket d'entrée. La friction hydroalcoolique est un droit médical universel, cette universalité n'étant possible que dans le cadre de l'économie de paix.

Thierry et moi commençons à peine à travailler que mon ami le professeur Wing-Hong Seto m'appelle de Hong Kong. Comme à son habitude, Seto semble sur les nerfs. D'un ton haché, il explique que les masques et les solutions hydroalcooliques manquent, et que les gens les volent dans les hôpitaux. Par ailleurs, des milliers de soignants sont en grève. Tout a débuté il y a une semaine, lorsque Benjamin So, un médecin de vingt-sept ans du Queen Mary Hospital, a diagnostiqué positifs deux patients arrivés de Wuhan[34]. Le lendemain, un peu fébrile, mais testé négatif, il s'est lui-même mis en quarantaine dans une chambre d'hôtel. Il a lancé une pétition exigeant la fermeture des quatorze points frontières avec la Chine continentale pour protéger le personnel hospitalier. Sa pétition a provoqué la grève en cours et une amorce de panique dans la ville. Le gouvernement a décidé de placer en quarantaine les voyageurs venant de Wuhan et de sa région. Les écoles et les parcs sont fermés.

– Tout le monde a peur, avoue Seto, même si nous n'avons qu'une poignée de cas.

Sur ce, Isabelle Moncada nous rend visite pour préparer son émission télévisée mensuelle *36.9°* de mercredi soir, consacrée au coronavirus et où je suis invité. Faute d'images spécifiques sur l'épidémie actuelle, Isabelle rediffusera un reportage sur le SRAS. Nous le visionnons ensemble. Il est édifiant au regard de ce que nous vivons[35] : on entre dans la peau des épidémiologistes qui traquent les premiers cas, des microbiologistes hongkongais qui essaient d'identifier le virus en important clandestinement des prélèvements chinois, des médecins de l'hôpital français d'Hanoï, volontairement confinés avec le virus pour s'occuper de leurs collègues malades et prévenir la contagion. On suit l'un de ces médecins, positif, qui se fait la belle, rentre incognito sans prendre de précautions en France, où il finit par décéder quelques jours plus tard.

Repensant aux propos excités de Seto, je tempère Isabelle, l'adjure de ne pas dramatiser. Nous devons expliquer posément. À un virus, expression même du chaos, nous devons opposer la raison. Il n'y a pas de place pour le sensationnel.

Isabelle ne nous a pas encore quittés que la doctoresse Anne Iten déboule dans le bureau. Le personnel de l'aéroport de Genève menace de faire grève. Les employés aéroportuaires refusent d'accueillir le vol de jeudi en provenance de Pékin. Ils ne comprennent pas pourquoi les Européens rapatriés de Wuhan sont mis en quarantaine et pas les voyageurs arrivant du reste de la Chine, et potentiellement de Wuhan par correspondance[36].

J'enchaîne des dizaines de coups de fil. Les politiques ne désirent surtout pas interrompre ou contraindre le trafic avec la Chine, une question de la plus haute importance diplomatique et économique. Le médecin cantonal, équivalent du directeur d'une agence régionale de santé en France, ne souhaite prendre aucune mesure de peur de donner un mauvais signal et de provoquer la panique. Je dois taper du poing sur la table, puisqu'après tout mon service est responsable de l'aéroport et que je suis médecin des frontières.

Nous pensons faire se poser le vol au terminal 2, peu utilisé. Les passagers auront été *screenés* avant de monter à bord, ayant l'obligation de porter un masque durant leur voyage. Nous leur préparons un questionnaire médical et nous proposons de les accueillir à l'atterrissage pour rassurer le personnel. À ce stade, une quarantaine systématique pour tous les passagers arrivant de Chine me paraît inappropriée.

On déjeune en coup de vent, puis je participe à une vidéoconférence OMS pour discuter de la crise. Un peu plus tard, Stephan entre dans le bureau en se frottant les mains.

– Alors, on va l'avoir, notre premier cas ?

C'est le scientifique qui parle. Nous ne comprendrons cette maladie qu'en soignant des patients. Cette remarque dans sa bouche n'a donc rien de déplacé. Nous sommes prêts. Notre équipe travaille d'arrache-pied pour que les HUG puissent accueillir des patients coronavirus sans mettre en danger les soignants ni les autres patients. Le pire, dans ce genre de situation : qu'un patient contamine tout un hôpital et qu'une réaction en chaîne macabre débute.

Mardi 4

Je demande à Jiancong Wang, notre médecin thésard chinois, de scruter les réseaux sociaux pour faire remonter les données épidémiologiques. Trois chiffres nous alertent. Dans Wuhan, le taux de mortalité est de 4 %, de 2 % dans la province de Hubei, de 0,5 % dans le reste de la Chine. Cela signifie qu'à l'épicentre de l'épidémie, on soigne moins bien les malades qu'ailleurs, donc que le système de santé s'est effondré. Mais un système de santé ne s'effondre pas sans raison. On ne se met pas à construire des hôpitaux du jour au lendemain pour rien. Il se passe quelque chose de grave en Chine.

Réunion avec l'OMS, puis réunion chez Laurent. La notion de transmission asymptomatique évoquée dans l'article du *New England Journal of Medicine* de jeudi a été réfutée, comme nous l'avions anticipé. La Chinoise en voyage d'affaires en Allemagne qui aurait infecté ses collègues était bel et bien symptomatique, mais les auteurs de l'article ne l'ont même pas questionnée, se contentant de sources secondaires.

Nous y voyons plus clair sur la maladie grâce à une étude chinoise. Environ 20 % des patients développent des formes graves, 4 % finissent aux soins intensifs, 2 % décèdent, en majorité des personnes âgées.

Je passe le reste de la journée au téléphone pour régler le problème de l'aéroport, plus politique que médical.

Le soir, je rejoins Séverine chez une amie qui reçoit Najeeb Michaeel, l'archevêque de Mossoul. Cet ancien joueur de basse dans un groupe de rock, ancien ingénieur spécialisé dans le pétrole, s'est fait dominicain et a suivi son noviciat en France. Il nous raconte comment, à l'arrivée de l'État islamique à Mossoul en août 2014, il s'est enfui en voiture avec 800 manuscrits. Il nous raconte surtout son retour dans sa ville, comment il serre désormais la main de ses amis d'enfance dont certains sont devenus des coupeurs de têtes. Séverine est bouleversée par cette rencontre et moi, bouleversé de la voir bouleversée. Je me sens proche de cet homme, de son engagement, moi qui, durant mon adolescence, ai songé à me faire prêtre, et même moine.

Mercredi 5

La peur arrive chez nous, la crise à l'aéroport nous le révèle, le personnel est sur les nerfs, symptôme d'un mal plus général. On s'arrache les gels hydroalcooliques dans les pharmacies de Genève, ça doit être partout pareil. Je demande que nous vérifiions l'état de nos stocks, mais au fond de moi j'ai envie de croire que tout ça est un feu de paille. Ce virus possède à coup sûr un fort inoculum, c'est-à-dire qu'il rend très facilement les gens malades. Mais quelle est sa létalité ? Il tue surtout les personnes déjà fragilisées, aussi quelques jeunes, c'est dramatique, mais nous ne savons pas encore s'ils avaient des comorbidités.

Le soir, à la télé, je reste deux heures sur le plateau. Après *36.9°*, je poursuis avec un *Infrarouge* au titre évocateur : « Coronavirus : l'anxiogerme[37] ? » Alexis Favre me demande si le virus se propagera partout. Je lui réponds : « C'est un virus avec lequel il va falloir apprendre à vivre, très certainement. »

Nous évoquons la cacophonie mondiale, les pays qui interdisent les vols en provenance de Chine, ceux qui comme nous les maintiennent, ceux qui imposent des quarantaines aux voyageurs. L'OMS démontre son incapacité à coordonner une réponse globale. Chacun y va de sa mesure, s'ouvre une période du chacun pour soi.

À l'antenne, Isabelle Moncada critique Trump qui a coupé les vivres du CDC, cassé le plan pandémie des États-Unis, licencié des scientifiques spécialisés dans la gestion des épidémies. Les Américains n'ont plus la capacité de réagir. Je suis plus inquiet pour eux que pour les Suisses. Notre plan pandémie est prêt, nous sommes en train de l'actualiser. Nous pouvons aller jusqu'au confinement de la population et à l'usage de l'armée.

Les téléspectateurs nous posent quelques questions. Quid de l'utilité des gants ? Je suis catégorique : « Non, pas de gants, c'est même pire, parce qu'on se sent protégé, parce qu'on touche n'importe quoi et on peut transmettre le virus avec les gants. »

Et puis il y a l'économie qui déjà vacille, le cours du pétrole qui s'affole, la Bourse chinoise qui décroche. Nous entrons dans une zone de turbulence, avec une belle dose de théorie du complot comme cette idée selon laquelle le virus se serait échappé du laboratoire P4 de Wuhan. C'est souvent plus satisfaisant de croire à une faute humaine qu'à un fait de nature, un fait du hasard favorisé par notre irresponsabilité collective.

Jeudi 6

Anne, Jiancong et moi sommes à l'aéroport pour accueillir les passagers arrivant de Pékin qui ont répondu à un questionnaire médical à bord. Anne a installé des distributeurs de gel hydroalcoolique et disposé des posters illustrant comment pratiquer l'hygiène des mains. Au moindre symptôme, les passagers sont orientés vers les médecins du service de santé publique cantonal.

J'explique que les masques sont désormais inutiles. Comme les passagers me regardent avec surprise, je leur fais un petit cours de prévention des infections.

— D'après ce que nous savons, ce virus se transmet essentiellement par gouttelettes et par contact. Vos masques sont indispensables si vous vous tenez à moins d'un mètre les uns des autres comme dans un transport en commun bondé, si vous êtes malade ou face à un malade. Si vous ne portez pas de masque et croisez une personne positive dans la rue, vous ne tomberez pas malade. On doit vous tousser dessus, sinon vous n'avalez pas une charge virale suffisante. La majorité des contaminations s'effectuent par contact, c'est-à-dire par les mains, c'est d'elles qu'il faut s'occuper en priorité.

Je leur avoue que personne n'a démontré ce fait quantitativement, mais que nous avons des évidences empiriques. Dans les services hospitaliers, durant la saison de la grippe – la grippe étant un virus transmissible par gouttelettes et par contact –, quand on pratique l'hygiène des mains sans porter de masque, on divise jusqu'à cinq les transmissions nosocomiales. Si on se contentait de porter un masque, ce serait totalement insuffisant. Le masque n'est en aucune manière la première ligne de défense. En porter, c'est souvent se croire protégé alors qu'on ne l'est pas. C'est négliger les gestes barrières : éternuer dans son coude, utiliser des mouchoirs en papier, garder une distance physique d'un mètre au moins et surtout pratiquer la friction hydroalcoolique.

Je précise que pour bien porter un masque, l'hygiène des mains est indispensable, avant de le mettre, puis après l'avoir enlevé, car s'il a été contaminé, on peut s'infecter avec. De même, il faudrait pratiquer l'hygiène des mains avant de le toucher, et surtout après, par exemple quand on l'ajuste sur son nez, ce que personne ne fait, bien sûr.

— Le port du masque est une discipline très exigeante, et même les soignants font des erreurs. Le masque ajoute des risques. Il ne doit jamais supplanter l'hygiène des mains.

Je répète cette évidence depuis vingt-cinq ans dans tous les hôpitaux que je visite, je vais devoir la répéter pour que le grand public l'entende aussi.

Par chance, aucun des passagers ne semble malade. Stephan sera déçu, nous ne recevrons pas notre premier patient coronavirus aujourd'hui, mais peut-être qu'un porteur asymptomatique nous a glissé entre les doigts. Si demain l'épidémie explose, on nous dira que nous avons été laxistes. Si au contraire elle s'éteint, on nous dira que nous avons été excessifs. Nous nous moquons du qu'en-dira-t-on, nous prenons les décisions qui nous paraissent les meilleures.

Preuve que le public est préoccupé, la soirée télé d'hier a battu tous les records d'audience, avec 40 % des parts de marché.

Vendredi 7

À mon réveil, je trouve un message de Seto qui me demande de le rappeler d'urgence. Nous voilà en ligne.

— Didier, faut que tu viennes en urgence à Hong Kong.

Il m'apprend qu'un épidémiologiste de chez eux prévoit un million de morts dans la ville. Tout le monde se terre, tout est à l'arrêt.

– Faut que tu viennes expliquer les choses, que tu calmes le jeu. La Première ministre veut s'entretenir avec toi par vidéoconférence, aujourd'hui.

Je ne peux pas lâcher mon ami Seto. Je m'en vais parler à Séverine. Elle a l'habitude de me voir disparaître à la veille des vacances. Comble des coïncidences, c'est aujourd'hui son anniversaire. J'ai sa bénédiction. Nous réservons un vol *via* Zurich pour le samedi après-midi.

Il n'y a pas qu'à Hong Kong que ça chauffe. L'OMS déclare qu'une pénurie mondiale d'équipements de protection est en cours. Nous apprenons la mort de Li Wenliang, le jeune ophtalmologue qui a révélé l'épidémie au public chinois. Certains de mes collaborateurs prétendent qu'il a été assassiné.

Le soir, Séverine et moi dînons chez des amis proches et sa meilleure amie nous rejoint, mais mon téléphone ne cesse de sonner.

Samedi 8

Cinq Britanniques viennent d'être déclarés positifs dans la station de ski de Contamines-Montjoie en France, à une heure de route de Genève. La commune est mise en quarantaine, les écoles fermées, la population testée. En espérant que ce cluster soit circonscrit.

Dimanche 9

À l'aéroport de Hong Kong, le spectacle est hallucinant : tapis roulants vides, duty free fermé, personnel masqué, ganté, avec visière de protection, rares voyageurs masqués se tenant à distance les uns des autres, navettes désertes, solutions hydroalcooliques partout. Dans le train qui m'amène en ville, un homme se sert d'une serviette hygiénique comme masque, une femme s'est emballée de plastique et a fixé sur son visage une bouteille de cinq litres d'eau, dont elle a découpé le fond pour en faire un masque géant pendant qu'elle respire par le goulot qui ouvre une petite cheminée sur sa tête. La ville semble déshumanisée comme après la déflagration d'une bombe à neutrons qui tue sans endommager les infrastructures. Pour qui brillent les néons omniprésents ? Spectacle d'une civilisation déchue où seules les machines fonctionnent encore. Les Hongkongais se sont autoconfinés comme les Africains lors d'Ebola.

Seto m'accueille sans masque. Le soir, nous mangeons avec ses collègues, qui m'expliquent les dessous politiques de la grève menée par les « jaunes » prodémocratiques, asphyxiés par la répression chinoise et qui saisissent la moindre occasion de sauver leurs libertés.

Quand je retourne à mon hôtel, je peux vérifier qu'il y a du papier toilette dans les WC, parce que depuis jeudi les Hongkongais s'arrachent les rouleaux, sous prétexte d'une rumeur annonçant une rupture de stock comme pour les masques et le gel hydroalcoolique[38]. Les magasins ont été dévalisés. À croire que le papier toilette est un produit de première nécessité.

Lundi 10

Je comprends mieux pourquoi je suis à Hong Kong. Comme Tedros n'a pas pu venir pour représenter l'OMS, les Hongkongais se sont dit que Pittet ferait l'affaire et Pittet a foncé. Nous enchaînons les réunions, je tempère, puis la conférence de presse finale se donne en petit comité, comme si les autorités ne savaient pas encore sur quel pied danser.

J'ai l'impression d'avoir fait ce voyage pour rien, ou presque, sinon que j'ai approché l'épidémie, l'ai reniflée jusqu'à ressentir la peur qu'elle pousse devant elle et qui imprègne Hong Kong. C'est une affaire sérieuse avec laquelle le monde devra vivre.

Mardi 11

Alors que déjà je rentre en Europe, l'OMS décide de nommer la nouvelle maladie Covid-19 et le virus SARS-CoV-2. Un article nous alerte sur la possible pénurie de réactifs pour soutenir une politique de dépistage massive[39]. Je m'y attendais. On ne peut pas se préparer à toutes les éventualités, on ne peut que répondre au mieux à une situation donnée en fonction des moyens existants, moyens que nous avons tenté d'anticiper et que chaque crise nous aide à repenser. Ebola nous a appris à gérer des patients hautement contagieux en petit nombre. Mais, par la suite, nous n'avons pas construit des centaines de chambres de haute sécurité. Nous aurions jeté de l'argent par les fenêtres et ces chambres n'auraient été que de peu d'utilité contre le covid.

J'ai mal à la nuque, aux articulations, surtout aux poignets. Ma chondrocalcinose, une maladie articulaire d'origine héréditaire, se réveille, parce que depuis le début du mois je n'ai pas encore pris le temps de voir mon médecin pour mon injection bimestrielle d'anti-inflammatoire.

Mercredi 12

Finalement nous partons au ski, mais je n'ai pas le loisir de skier ni la tête à ça. Première victime aux États-Unis.

Jeudi 13

Comme presque tous les matins, Laurent m'envoie des messages WhatsApp. Il se lève aussi tôt que moi, gère sa messagerie au coin du feu. Il est soucieux. Les HUG doivent se préparer sur le plan clinique, au laboratoire et pour la prévention du risque infectieux. Nous échangeons pour nous faire du bien. J'apprécie son humour sarcastique. Il me texte : « Les nouveaux spécialistes qui émergent de partout… et les scientifiques qui n'ont jamais vu une épidémie ou un malade… faut qu'ils arrêtent de nous inonder avec leurs prédictions catastrophistes sans proposer de solutions opérationnelles, sans coller à notre réalité hospitalière, eux qui ne quittent plus leur domicile et mettent un masque pour nous téléphoner. Je les appelle les prédicateurs... »

Vendredi 14

Tous les matins depuis notre arrivée à la montagne, alors que le chalet dort encore, je travaille avec Seto au téléphone. Nous reformulons les recommandations sanitaires pour Hong Kong : friction hydroalcoolique, distanciation sociale et port du masque seulement quand cette distanciation est impossible. Dans les pays asiatiques, aucun problème, la culture de la prévention est installée. En Europe, ça ne sera pas la même musique.

Samedi 15

Vidéoconférence de presse avec Hong Kong. Je réponds aux questions des journalistes. Un touriste chinois de quatre-vingts ans décède du covid en France, c'est la première victime officielle en Europe[40]. La France compte désormais 12 cas confirmés.

Lundi 17

Reprise de la routine de crise avec vidéoconférence OMS quotidienne à 13 heures, puis réunion épidémiologique à 17 heures chez Laurent, où nous continuons à faire le point sur la littérature scientifique. Le nombre d'articles publiés augmente exponentiellement avec le nombre de cas dans le monde. Les procédures de révision par les experts sont souvent court-circuitées, ce qui ouvre la porte à des erreurs et à des approximations. La course contre la montre entraînera bientôt des entorses à l'éthique médicale. Au nom de l'urgence, on peut commettre des bourdes monumentales, administrer un médicament prétendument miracle pour découvrir plus tard qu'il n'a aucun effet, voire des effets délétères, le premier étant d'attirer l'attention sur une fausse promesse, donc de faire perdre du temps aux scientifiques méthodiques.

À Hong Kong, deux hommes ont été arrêtés pour un vol de papier toilette à main armée[41]. Seto est éberlué. Mais qu'est-ce qui passe par la tête des gens ? Pourquoi le papier toilette ?

Mardi 18

Pas de chance ! Depuis quelque temps, Laurent se plaint d'un bouton au coude qu'il ne cesse de blesser quand il travaille à son bureau. À force de ne pas s'occuper de ce bobo, il s'est sérieusement infecté et doit être opéré en urgence d'une bursite. Ça, c'est tout Laurent. Il fait passer les autres avant lui.

À la télévision, je parle du *Diamond Princess,* ce paquebot de croisière placé en quarantaine dans le port de Yokohama, avec 542 passagers contaminés, 300 passagers américains ayant été rapatriés hier aux États-Unis. J'explique que dans un milieu aussi confiné, avec 3 700 personnes à bord, il est difficile de contenir un virus. Le premier cas identifié n'est pas nécessairement le patient zéro. En plus, nous apprenons aujourd'hui que certaines personnes sont porteuses sans montrer de symptômes, ce qui est logique sinon un virus se propage peu. On est infecté, on vit avec le virus, puis on le transporte plus loin.

Toujours revient la question du taux de mortalité. Je donne l'exemple du sud de la Chine, à la frontière avec Hong Kong où ce taux n'est que de 0,5 %. J'évoque Hong Kong, l'inquiétude de la population, l'abus d'utilisation de masques, la panique sous-jacente.

En France, Olivier Véran, le nouveau ministre de la Santé, nommé seulement deux jours plus tôt, déclare[42] : « Je n'ai pas besoin de vérifier que la France est prête, elle l'est, car nous avons un système de santé extrêmement solide. »

Il parle comme un entraîneur de foot. L'équipe pense qu'elle est préparée, mais elle le vérifiera sur le terrain.

Nous décidons de reporter le sommet des ministres de la Santé sur la sécurité des patients qui devait se dérouler la semaine prochaine à Montreux et dont nous avons assuré l'organisation à la demande du conseiller fédéral Alain Berset, ministre en charge du département de la Santé en Suisse.

Mercredi 19

Deux morts en Iran. Je suis inquiet pour mes amis iraniens, excellents médecins, mais disposant de moyens dérisoires par rapport aux nôtres. La Chine manque cruellement d'équipement de protection. La France et d'autres pays en expédient[43].

Jeudi 20

Mariage de mon fils Florian et d'Adèle, au bord du lac Léman, entourés de la famille et de quelques amis. J'aime ces instants de partage, où nous nous retrouvons, nous resserrons. Il manque Virgile, occupé à Londres et stressé par la perspective de ses examens, et Laure, restée à Melbourne. Ils adressent de beaux messages aux mariés.

Vendredi 21

Je file à Londres soutenir le moral de Virgile. On m'avait dit que jamais il ne pourrait vivre seul à l'étranger. Qu'en tant qu'Asperger, il lui fallait un cadre familial resserré. On m'a traité de fou quand je l'ai encouragé à poursuivre ses rêves, à étudier la composition musicale. Il est en train de démontrer que nous avions raison de lui faire confiance. Je suis fier de lui.

Samedi 22

Premières victimes en Italie. Deux personnes décèdent, l'une à Padoue, l'autre dans les environs de Crémone. On dénombre

79 cas positifs, presque tous en Lombardie. Le gouvernement italien confine onze communes de la province de Lodi.

Dimanche 23

L'épidémie se développe en Italie du Nord à un rythme exponentiel : 152 cas, une troisième victime. En Suisse, le Tessin voisin, une pointe helvète en terre lombarde, se prépare et la peur monte. Je déclare :

– Il y a de bonnes raisons d'être vigilant. En Italie, il y a un problème de transmission rapide. Il est légitime d'informer. Je crois que c'est fondamental. Les gens doivent connaître les mesures de prévention, qui d'ailleurs sont les mêmes que contre la grippe[44].

Je rappelle inlassablement l'importance de l'hygiène des mains et des gestes barrières. Le présentateur me demande si on ne risque pas d'introduire le virus en Suisse avec le va-et-vient des frontaliers.

– Je ne serais pas surpris que dans ces prochains jours nous détections le premier cas chez nous. Mais est-ce qu'il sera au Tessin, à Genève, à Zurich ou à Bâle, personne ne peut le dire.

– On a les moyens de le contenir ?

– Oui, parfaitement, on est dans une situation où cette épidémie n'est pas encore une pandémie. Les mesures de confinement du gouvernement italien sont appropriées. Nous devons rester vigilants. Les recommandations peuvent changer d'un jour à l'autre en fonction des informations dont nous disposons. Pour le moment, en Suisse, il ne faut pas exagérer les mesures, car toute mesure peut avoir des conséquences graves. Par exemple, quand on dit fermeture des frontières, ça veut dire fermeture de certains hôpitaux parce que le personnel transfrontalier ne peut plus venir au travail. L'important est que les gens restent chez eux et se fassent tester dès qu'ils se sentent malades. Mais peut-être que demain le Tessin devra être confiné comme certaines villes italiennes. Pour l'instant, nous n'avons aucune raison de prendre de telles mesures.

Un correspondant tessinois parle du confinement comme d'une idée folle qui arrêterait la vie.

– Pourquoi avez-vous plus peur du coronavirus que de la grippe saisonnière ? lui demande le présentateur.

– Parce que nous ne le connaissons pas, parce qu'il se propage rapidement.

À la même question, je réponds que nous n'avons pas de vaccin, pas de traitement, une mortalité supérieure à la grippe... autant de raisons d'avoir peur.

– Mais bientôt on découvrira que la plupart des gens ont fait des infections bénignes, donc on aura développé une immunité de population contre ce virus. En attendant, nous devons nous protéger comme contre la grippe.

Cette immunité de population, ou immunité collective, ou immunité de troupeau, n'est envisageable que lorsque 1-(1/R0) % de la population a développé une immunité en tombant malade ou en étant vacciné. Par exemple, pour la France, si on suppose un R0 de 2,5, il faudrait que 40 millions de Français tombent malades. Avec une mortalité à 1 %, nous aurions au moins 400 000 victimes ! De fait, nous ne pouvons pas nous contenter d'attendre cette échéance potentiellement lointaine, voire hypothétique au cas où les anticorps des personnes infectées ne soient pas assez protecteurs. Si nous ne faisons rien, l'augmentation du nombre de malades poussera les systèmes hospitaliers à la rupture et le taux de mortalité s'accroîtra, atteignant peut-être 4 % comme à Wuhan en janvier.

Lundi 24

Comme chaque année fin mars-début avril, je devais me rendre en Iran pour y promouvoir l'hygiène des mains et visiter les hôpitaux, mais à cause de la crise j'annule ce voyage. Je dois rester dans mon service.

Après son opération et quatre jours de convalescence, Laurent est déjà de retour au labo, son bras en écharpe. Chapeau !

Il aurait dû se reposer au moins deux semaines avant de reprendre du service, mais l'urgence sanitaire ne lui a pas laissé le temps de s'appesantir sur son sort. Je néglige ma chondrocalcinose, il se néglige, nous sommes des victimes collatérales de l'épidémie.

Mardi 25

Nous avons notre premier cas en Suisse, un septuagénaire du Tessin. C'est assez logique. Aurions-nous dû fermer la frontière avec l'Italie comme certains le demandaient ? Malheureusement, quand cette idée a surgi, il était déjà trop tard. Ce cas nous apparaît aujourd'hui, mais il est positif depuis plus d'une semaine, ce qui laisse penser qu'il est loin d'être le seul. Le covid est en train de se propager chez nous et ailleurs en Europe. En France et en Allemagne, on découvre aussi des cas importés d'Italie où on dénombre 323 cas et 11 victimes.

Mes collègues italiens m'apprennent que les recommandations OMS publiées il y a plus d'un mois n'ont pas été traduites ni diffusées dans les hôpitaux, où le personnel ne prend pratiquement aucune précaution. Je crains une explosion des infections nosocomiales. En revanche, dans le public italien, la prise de conscience a été immédiate, si bien qu'il est impossible de se procurer du gel hydroalcoolique. Ce matin, un internaute proposait sur eBay un flacon d'un litre de la solution Amuchina pour 300 euros. Pour un désinfectant pour bébé, Neo baby, il faut débourser pas moins de 240 euros. Mais les Italiens ne perdent pas le sens de l'humour. Des blagues circulent comme « Échange Amuchina 5 litres contre Audi R5S 2019 ».

L'OMS affirme que, dans la plupart des pays, nous ne sommes pas prêts pour affronter la crise[45]. Données à l'appui, l'organisation montre que la stratégie de confinement a fonctionné en Chine, qui aurait dépassé le pic épidémique grâce à une abnégation exemplaire de la population.

De son côté, Didier Raoult déclare que le virus n'est pas plus dangereux que ceux impliqués dans les épidémies de grippe saisonnière – « c'est probablement l'infection respiratoire la plus facile à traiter » – et il prône la prescription d'hydroxy-chloroquine[46], sans preuve, se référant à une simple lettre publiée en Chine il y a une semaine[47]. À l'écouter, on pourrait croire que la messe est dite et que les Italiens sont stupides de confiner onze villes, tout comme les autorités sanitaires françaises qui, après le premier décès d'un Français, ordonnent le confinement de toutes les personnes ayant eu des contacts avec lui durant les deux dernières semaines.

Mercredi 26

Les uns vendent des miracles, les autres annoncent l'Apocalypse. Ces gourous ont compris que c'était le meilleur moyen d'attirer l'attention sur eux. Chez nous, l'un des oiseaux de mauvais augure se nomme Christian Althaus. Ce jeune épidémiologiste bernois nous prédit 30 000 victimes, utilisant de mauvaises hypothèses, et prétend que le gouvernement est trop passif[48]. Il préconise une politique de tests massive alors que nous n'en avons pas la capacité. Il confond épidémiologie théorique et épidémiologie de terrain qui doit prendre en compte les moyens et les ressources dont nous disposons.

Interrogé à ce sujet par un journaliste, je lui réponds que je ne suis pas inquiet pour la Suisse, mais pour l'Iran, l'Italie, éventuellement le Japon[49]. Je déclare notamment :

– Cette année en Suisse, nous avons déjà eu davantage de victimes de la grippe que nous n'en aurons jamais pour le coronavirus. Je suis formel à ce sujet.

En France, Jérôme Salomon, le directeur général de la santé, affirme qu'il n'y a pas de pénurie de masques[50]. La France s'en tirerait donc mieux que partout ailleurs alors que sa capacité de production est quasi nulle ?

Le premier patient covid entre aux HUG. Il n'a qu'un rhume. Le soir, je rejoins Claude Ginet, le chef des infirmiers et infirmières de notre service, et le trouve en train de bricoler le système de mise en sous-pression de la chambre du patient, de telle façon qu'aucun germe ne puisse s'en échapper.

— Mais qu'est-ce que tu fabriques, Claude ?

— Ça ne marche pas. J'ai appelé le service technique en urgence.

Je lui dis de laisser tomber, car en toute probabilité ce virus ne se transmet pas par aérosol, ou pas suffisamment pour qu'il puisse passer de la chambre au couloir, puis du couloir à une autre chambre ou à un autre service.

Jeudi 27

La situation devient préoccupante en Italie avec 528 cas déclarés. Des collègues de Lombardie m'annoncent que les services de réanimation approchent du seuil de saturation. En Suisse, nous dénombrons 7 nouveaux cas, dans six cantons différents.

Le comique iranien Danial Kheirikhah mime le lavage des mains sur fond de la *Danse hongroise numéro 1* de Brahms[51]. On ne parle que de la friction hydroalcoolique sur les réseaux sociaux, c'est devenu la tendance du moment. Le covid serait-il en train de me donner un coup de main monumental ?

Stephan me dit que je me suis mouillé en affirmant dans la presse que le virus ferait moins de victimes qu'une grippe. Je lui avoue avoir répondu par réflexe. Je gribouille un petit calcul. Une grippe saisonnière touche entre 6 et 8 % des Suisses, sachant que nombre d'entre eux sont vaccinés[52]. Pour l'hiver 2018-2019, 7,6 % de la population a été touchée. On a donc dénombré entre 700 victimes (0,01 %) et 7 000 victimes (taux de mortalité de 0,1 %). Je suis sûr que le covid causera moins de 7 000 victimes en Suisse parce que nous nous battrons pour ne pas en arriver là. Peut-être qu'il en fera même beaucoup moins. Certains virus perdent de leur dangerosité : ils mutent pour mieux circuler. Quelle sera l'évolution de celui-ci ? Nous n'en savons rien.

Nous créons un secteur spécial covid à l'hôpital.

Vendredi 28

Pire semaine à la Bourse depuis 2008.

Lors de la cellule de crise, nous décidons du port du masque systématique pour tous dans le secteur des urgences. Nous mettons en place une ligne téléphonique dédiée au covid. Nous demandons au personnel de limiter les voyages à l'étranger et les déplacements professionnels.

Réunion OMS au sujet de l'Italie où l'épidémie paraît hors de contrôle, soumettant le système de santé à un stress sans précédent : les masques et les autres matériels de protection manquent, le gel hydroalcoolique est en rupture, tout comme les réactifs pour les tests. Je conseille le confinement du nord du pays, mais je ne suis pas entendu par les responsables italiens, où manifestement se joue une lutte de pouvoir entre Milan et Rome.

Nous prenons conscience de notre incapacité à produire nous-mêmes les ressources qui nous manquent. Nous avons délégué nos industries vitales à des pays qui se les réservent. Constat d'échec d'un mode d'organisation insoutenable en cas de crise. Nous n'étions pas prêts, mais nous ne voulions pas l'admettre. En France, depuis des mois, les soignants avaient alerté quant à la déréliction du système de santé, mais le problème est plus profond encore.

Chez nous, invoquant la loi sur les épidémies, le Conseil fédéral interdit les rassemblements de plus de 1 000 personnes jusqu'au 15 mars. Cette mesure sera un coup d'épée dans l'eau. Ce n'est pas le nombre de personnes qui compte, mais la densité. 100 personnes dans un restaurant de 100 mètres carrés, c'est plus grave que 1 000 personnes dans un parc d'un hectare. L'important, c'est la distanciation physique.

Lors de la réunion quotidienne chez Laurent, nous sommes rassemblés au grand complet. Le médecin cantonal me paraît bien fatigué à force de courir après les cas à tester et à mettre en quarantaine. Il se demande comment le week-end va se passer.

Je me tourne vers Dan Lebowitz, mon aguerri chef de clinique, spécialisé en médecine interne et maladies infectieuses, et lui demande s'il serait d'accord pour le remplacer durant une journée ce week-end. Laurent enfonce le clou : l'épidémie est en train de s'installer à Genève. Nous avons désormais 4 cas et la vague épidémique arrive.

Dan accepte tout de suite. C'est un médecin extraordinaire, d'un très haut niveau clinique. Nous avons besoin de quelqu'un comme lui pour suivre l'épidémie et son développement. Si je laisse faire l'administration, elle prendra trop de temps, m'en fera perdre davantage. Il y a urgence, désormais. Les rôles s'inversent. Hiérarchiquement au-dessous de la santé publique, l'hôpital universitaire lui vient en aide, parce que les compétences techniques sont à l'hôpital plutôt que dans les services administratifs.

Samedi 29

La France suit l'exemple de la Suisse. Avec 100 cas, un second cluster identifié dans l'Oise et 5 communes confinées, elle interdit les manifestations de plus de 5 000 personnes. Je fulmine devant ces déclarations sans le moindre fondement épidémiologique. Parlez plutôt de distanciation physique et d'hygiène des mains, bon sang.

Je passe le reste de la journée à l'hôpital où je remplace Claude qui est sur les rotules. Nous découvrons qu'on nous vole masques et solutions hydroalcooliques, en rupture de stock dans les officines un peu partout dans le monde. Des vidéos expliquent comment en créer à la maison, mais plutôt que d'utiliser les deux formulations OMS, c'est du grand n'importe quoi : on y va de sa dose d'aloe vera ou d'huile essentielle et on prétend ainsi éviter la propagation du coronavirus.

Que les choses soient claires. L'aloe vera est un émollient pour nourrir les mains. On peut l'employer à la place de la glycérine dans les formulations OMS, ce que nous faisons à Cuba où il est interdit de se procurer de la glycérine, de peur que des terroristes fabriquent des bombes. En revanche, les huiles essentielles ne sont antibactériennes et virucides qu'à forte dose et dans une bien moindre mesure que l'alcool. Quelques gouttes ne feront que parfumer la solution. L'agent actif, c'est l'alcool, qui doit être concentré à plus de 70 %.

J'admire les bonnes volontés, mais parfois on nous fait perdre beaucoup de temps. Des rumeurs courent, enflent, et mon équipe doit batailler pour les éteindre alors que nous avons un combat plus urgent à mener.

Comme je l'avais supposé, l'interdiction des rassemblements de plus de 1 000 personnes ne sert à rien. Hier soir, les boîtes de nuit ont simplement créé des salles avec chacune moins de 1 000 jeunes, qui se sont entassés les uns sur les autres comme d'habitude.

Après Hong Kong et Singapour, la peur de manquer de papier toilette gagne les États-Unis. Comment dire ? J'ai du mal à suivre toutes les conséquences de l'épidémie.

Mars 2020
Le saut périlleux arrière du mammouth

Dimanche 1er

Je rentre à Croix-de-Rozon pour 16 heures, car Irène et Mathieu viennent parler de leur mariage prévu en juin prochain. Je commence à me dire que l'organisation risque d'être compliquée, voire impossible.

Avant mon passage au journal du soir, Darius Rochebin enregistre une vidéo où je fais la démonstration de la friction hydroalcoolique selon la technique « le bout des doigts d'abord », une technique qui paraît triviale, mais dont la mise au point a exigé de longues recherches[53]. Avant nos travaux, on se lavait les mains à l'eau et au savon au petit bonheur la chance, instinctivement. Nous avons dû utiliser des solutions fluorescentes sous ultraviolet ainsi que des analyses microbiologiques afin de déterminer comment, en un minimum de temps, c'est-à-dire entre vingt et trente secondes, désinfecter toute la surface des mains, notamment les espaces entre les doigts et le bout des doigts, principal véhicule de transmission des germes.

Durant le journal télévisé, j'endosse mon rôle de médecin des frontières et explique que nous avons discuté d'un plan de coopération entre les soignants et l'armée pour contrôler les voyageurs à l'aéroport de Genève, mais qu'il n'est pas encore nécessaire de le déployer.

J'appelle Dan, qui a passé la journée avec les services de santé publique à traquer les nouveaux cas, cinq de plus ce week-end. Il me dit que tout le monde est motivé, mais absolument pas préparé. Il faudrait bien plus que trois médecins et cinq infirmiers. Pour chaque nouveau cas, nous devons joindre une vingtaine de personnes ayant été en contact avec lui et faire face à leur angoisse à l'idée d'être potentiellement infectées. Le travail sera vite gigantesque. Je demande à Dan de rester avec la santé publique et de collaborer à la montée en puissance de l'équipe. Je l'assure que je ferai tout pour lui trouver des ressources.

Lundi 2

Les organisateurs du Festival international du film des droits humains qui doit se tenir du 6 au 15 mars me demandent s'ils doivent annuler la manifestation. Je le leur conseille, alors que nous franchissons le cap des 3 000 victimes dans le monde. La Suisse n'échappera pas au confinement, c'est une certitude. Je fais passer le message aux conseillers d'État en charge de la santé pour les cantons de Genève et de Vaud, Mauro Poggia et Rebecca Ruiz, puis aux proches du conseiller fédéral Alain Berset. Ils écoutent, mais ne prennent pas de décision. Plus nous tarderons, plus nous aurons de casse, comme en Italie, comme bientôt en France et en Belgique, dont les courbes épidémiques suivent des trajectoires inquiétantes.

J'entends encore dire que le covid est moins dangereux qu'une grippe saisonnière et que nos réactions sont excessives. Je suggère aux sceptiques de discuter avec mes amis médecins italiens, dont certains m'ont appelé en larmes, parce qu'ils ne peuvent plus accepter dans leurs services tous les patients et doivent effectuer un tri, choisir qui vit, qui meurt, et basculent en médecine de guerre. Une grippe saisonnière ne provoque jamais un tel engorgement des soins intensifs.

D'après nos estimations incertaines, le covid décime sans doute environ 1 % des personnes infectées, ce qui le rend entre dix et cent fois plus mortel que la grippe. Comme nous ne possédons aucun traitement pour l'instant, nous ne pouvons pas laisser le virus se propager sans réagir. En nous battant, nous empêcherons que le covid tue plus qu'une grippe, mais ce ne sera pas sans effort.

Après la cellule de crise des HUG, je me rends à la faculté des sciences pour parler au collège des professeurs désireux de fermer l'université pour raison sanitaire. L'échéance approche, mais je déconseille la fermeture parce qu'il ne faut pas donner un mauvais signal. La Suisse doit proposer une réponse globale. Nous dénombrons 30 cas en Suisse. À l'hôpital, on nous vole les masques par boîtes entières.

Mardi 3

Je fais un aller-retour à Amsterdam pour la journée Clean Hospitals, une réunion sur l'hygiène hospitalière. Mes douleurs articulaires s'amplifient. Mon rhumatologue me confirme que l'anti-inflammatoire contre la chondrocalcinose vient d'Italie, l'obtenir est compliqué en ce moment. Je dois patienter en m'administrant des corticoïdes. J'ai faim en permanence, j'ai l'impression d'enfler. Je prendrai sur moi, des millions de malades prendront sur eux, quitte à retarder des visites médicales indispensables. Voilà un autre message à faire passer : « Continuez à vous faire soigner. » Je donne un très mauvais exemple.

L'Angleterre et la Suède projettent d'atteindre l'immunité communautaire, c'est-à-dire de laisser les gens s'infecter sans rien faire jusqu'à ce que suffisamment de personnes possèdent des anticorps pour faire barrage au virus. Qui peut se satisfaire de laisser mourir près de 1 % d'une population sans frémir ? Cette stratégie est suicidaire. J'ai du mal à comprendre les épidémiologistes irresponsables qui conseillent ces deux gouvernements. J'ai l'impression que des scientifiques recherchent l'attention en suggérant des mesures folles ou des traitements hypothétiques, quitte à provoquer des catastrophes. Cette crise met en évidence l'éthique vacillante de certains de mes collègues.

Mercredi 4

À l'initiative de Patrick Odier, associé senior de la banque privée Lombard Odier, je rencontre une dizaine de responsables de banques genevoises pour parler du covid et des mesures de protection pour le personnel. Je conseille de favoriser le télétravail. Elles se mettent immédiatement en ordre de bataille, preuve qu'une adaptation est possible, même au cœur de notre poumon économique.

La Chine ferme ses marchés d'animaux sauvages. Nous attendions cette mesure depuis longtemps, déjà prise dans certaines villes, mais jamais appliquée.

En Italie, pour l'essentiel en Lombardie, c'est une catastrophe, 3 092 cas pour 79 victimes, mais le plus inquiétant est la progression du nombre de patients en réanimation : 127 lundi, 169 mardi, 209 aujourd'hui. Un confrère italien m'écrit : « À l'hôpital San Paolo de Milan, c'est comme si nous étions au milieu du tremblement de terre, attendant un tsunami qui arrivera à tout moment et nous ne pouvons pas bouger. Dans les hôpitaux de la région du Lodi, c'est l'enfer depuis une semaine. Des réanimateurs de cinquante ans reviennent de leur service en pleurant. Nous entrons en guerre totale. Il n'y a pas suffisamment de ressources pour soigner tout le monde. Ce sera un énorme problème éthique, c'est terrible. » Pour maigre consolation, il ajoute que la friction hydroalcoolique n'a jamais autant été prise au sérieux.

Mais le gouvernement italien ne réagit toujours pas, alors que les indices évoluent selon une courbe épidémique désormais inarrêtable sans un confinement à la chinoise. Je me demande si je dois alerter les médias de cette situation dramatique. Est-ce à moi de tirer la sonnette d'alarme ? Personne ne parle de ce qui se passe. Mes collègues italiens n'ont plus de respirateur, plus d'oxygène, plus de masque. Il faut le dire, le montrer, pour que les autres gouvernements ne temporisent pas. Mais que proposer pour aider les Italiens, sinon le confinement ? Il n'y a plus rien d'autre à faire. Nous sommes entrés dans la seconde phase de l'épidémie.

Lors de mon cours aux étudiants de troisième année, je prends conscience que même eux ne sont pas rigoureux. Je les vois s'embrasser dans l'amphithéâtre, se serrer la main, les entends programmer des soirées. Ils ne prennent aucune précaution. Je les sermonne, mais je comprends que nous devons mieux expliquer les règles de distanciation physique et les gestes barrières.

Laurent doit être réopéré en urgence. Ironiquement, lors de son intervention du coude, il a été infecté par un staphylocoque doré. Le cordonnier est parfois le plus mal chaussé. Cette fois, Laurent ne prend même pas de jour de repos. Son laboratoire est en première ligne dans la lutte contre l'épidémie.

Jeudi 5

La Suisse déplore une première victime covid, à Lausanne, une femme de soixante-quatorze ans qui souffrait de problèmes respiratoires chroniques.

Suite à l'envolée des prix des solutions hydroalcooliques, la France passe un décret pour limiter le prix des flacons de 100 ml à 3 euros[54]. C'est une bonne décision. Idéalement, en temps d'épidémie, les solutions hydroalcooliques devraient être gratuites, tout comme les masques, les tests ou les vaccins quand ils sont disponibles. Il s'agit de mesures de santé publique, pour faire barrage collectivement au virus, qui ne devraient pas dépendre des moyens financiers des uns ou des autres. Comme toujours, la prévention implique un investissement, mais le rapport coût-bénéfice est incommensurable. Nous devons encore effectuer des études pour mieux asseoir cette vérité, mais nous l'avons déjà démontrée aux HUG où les campagnes de prévention nous font économiser des millions chaque année, sans parler des vies sauvées, des handicaps évités.

Les épidémiologistes commencent à suspecter que les pauci-symptomatiques, les malades avec de minuscules symptômes, le nez qui coule par exemple, peuvent être contagieux, mais toujours aucune preuve que les asymptomatiques le soient. S'il y a contagion dans ce cas, elle est généralement limitée, les muqueuses des asymptomatiques étant peu chargées en virus. Centrer la prévention sur cette contagiosité potentielle serait une erreur. De toute façon, c'est quasi impossible, à moins d'un test systématique plurihebdomadaire de l'ensemble de la population. Malheureusement, pour tester à grande échelle, tous les pays manquent de réactifs, importés pour l'essentiel des États-Unis. La production doit être relocalisée suivant le modèle des formulations hydroalcooliques.

Avec l'OMS, je poursuis l'organisation de la journée du 5 mai, plus que jamais indispensable. En France, reconnaissant une pénurie de masques, le ministre de l'Intérieur Christophe Castaner invite les Français à donner les leurs aux hôpitaux. C'est une bonne idée. Il faut réserver les masques aux soignants, à ceux qui côtoient les malades. Dans la vie de tous les jours, si nous respectons la distanciation physique et pratiquons l'hygiène des mains, nous ne courons aucun risque. Le masque est un outil de protection en situation de promiscuité.

En Angleterre, Boris Jonhson, conseillé notamment par Graham Medley, un professeur de modélisation des maladies infectieuses, continue de prêcher la tactique de l'immunité collective et serre des mains à tour de bras.

Vendredi 6

Les demandes des journalistes s'accroissent, je passe de la télé à la radio et vice versa, en Suisse ou en France, et de plus en plus souvent en anglais pour des médias internationaux. Je n'ai pas une seconde à moi. Mes nuits se raccourcissent encore davantage.

Lors de la cellule de crise des HUG, nous annulons les conférences, symposiums et formations en présentiel. Toutes les vacances sont suspendues jusqu'à fin avril pour le personnel utile à la prise en charge des patients covid.

L'épidémie du papier toilette est en passe de devenir mondiale. C'est au tour des Australiens d'être pris de panique. Des photos hallucinantes circulent sur Twitter[55]. On voit les gens se battre dans les rayons des supermarchés. Une psychologue de Melbourne explique : « Quand nous achetons des choses proches du corps, ça nous réconforte, que ce soit de la nourriture, des produits de beauté ou, dans ce cas, du papier toilette. Par sa taille, le papier toilette apparaît comme un achat d'importance. Il vous fait sentir que vous agissez. Ça vous donne l'impression de contrôler la situation[56]. »

Samedi 7

Hier soir, en France, à la sortie du théâtre, Emmanuel Macron a déclaré : « La vie continue. Il n'y a aucune raison, mis à part pour les populations fragilisées, de modifier nos habitudes de sortie[57]. »

Un peu plus tôt, il a dit : « Si on prend des mesures très contraignantes, ce n'est pas tenable dans la durée. »

En France, il y a pourtant 653 cas pour 9 morts, des données comparables à celles de la Lombardie quand j'ai conseillé le confinement du nord de l'Italie, à cela près que les services hospitaliers français ne sont pas en déroute, l'épidémie ayant une dizaine de jours de retard sur l'Italie. Le problème majeur de cette épidémie, c'est qu'elle part en flèche et nous surprend. Les Italiens sont encore sidérés.

Je repense à mes étudiants, aux jeunes qui continuent d'aller en boîte. Ils n'ont pas compris la gravité de la situation, peut-être parce que je n'ai pas su leur parler. De retour à la maison, je partage mes inquiétudes avec Séverine. À côté de nous, Miles et James sont affalés dans les canapés du salon avec deux de leurs copains. Quand James m'entend dire que je dois mobiliser les jeunes, il me lance :

– T'as qu'à appeler Le Grand JD. Nous, on l'écoute, Le Grand JD.

– C'est qui, le grand Jidé ?

Je comprends vite que c'est un YouTubeur. Nous regardons des vidéos de lui. Un grand gars avec une casquette, qui parle jeune, avec humour tout en passant des messages.

— James, tu le connais, Le Grand JD ?

— Bien sûr, on le connaît tous.

— Comment je le contacte ?

Là, un blanc. Me voilà à chercher ses coordonnées. Je découvre qu'il a un compte Twitter et lui envoie un message : « Bonsoir, je suis le professeur Didier Pittet. Je suis médecin en santé publique, spécialiste de la lutte contre les épidémies auprès de l'OMS et j'aimerais vous demander une collaboration dans le cadre de l'épidémie Covid-19. »

Je lui propose de me contacter. Il est 20 h 38. À 21 heures, Le Grand JD me remercie de mon message et me demande ce que j'ai en tête. Nous commençons à échanger, je lui demande de nous rendre service. Nous convenons de nous appeler demain matin.

Quand Séverine me voit plonger sur mon agenda, elle me dit :

— Tu passes plus de temps avec Darius Rochebin qu'à la maison.

— Oui, mais j'ai passé plus de temps à l'hôpital qu'avec Darius Rochebin.

Cette idée que nous sommes mauvais en communication n'en finit pas de me préoccuper. Le Grand JD touchera les ados, mais quid de la génération suivante ? Il faudrait être plus drôle que l'Office fédéral de la santé publique, plus incisif. Je pense alors à mon ami, le dessinateur de presse Patrick Chappatte.

— C'est sûr que Patrick peut t'aider, me dit Séverine.

Même s'il est tard, je l'appelle. Il est à la montagne, je le sens tout de suite partant, il me bombarde de questions et, à partir de ce moment, je lui gâche son week-end. Il est avec ses enfants, entourés d'autres ados, et aucun d'entre eux ne prend la moindre précaution. L'angoisse saisit Patrick, d'autant que je lui parle de la situation dramatique en Italie, dont il n'était pas conscient. Personne ne l'est en dehors de nos collègues italiens.

Je lui annonce que nous allons vivre des semaines incroyables, historiques même, et que nous devons mobiliser les troupes.

Dimanche 8

Je suis à l'hôpital quand Le Grand JD me téléphone et nous convenons qu'il me rendra visite mardi. En fin d'après-midi, Patrick me rappelle. Il a passé la journée à contacter ses amis humoristes et m'annonce qu'ils sont tous prêts à se mobiliser et commencent à tourner une vidéo. Je lui envoie une liste des messages clés à diffuser.

Lundi 9

7 heures. Certains de mes confrères et moi donnons un colloque aux anesthésistes pour leur expliquer les précautions à prendre, l'intubation étant un moment à risque d'infection pour eux.

10 heures. Darius Rochebin passe me voir à l'hôpital et me demande de lui expliquer ce qui se joue en ce moment. Je m'assieds à ma table de réunion alors qu'il me filme avec son téléphone. Sur une feuille de papier, je trace un graphique, avec un axe horizontal pour le temps, un axe vertical pour le nombre de malades, puis je représente la courbe classique d'une épidémie : une montée rapide, jusqu'au pic, puis une décroissance plus lente.

Je projette cette courbe depuis vingt-cinq ans à mes étudiants de troisième année, c'est le b.a.-ba[58]. Elle montre ce qui se passe si nous ne faisons rien. Grâce aux gestes barrières et à des mesures plus radicales comme le confinement, nous essayons d'aplatir la courbe, c'est-à-dire de faire en sorte qu'elle monte moins vite, moins haut, tout en s'étalant dans le temps, de façon à ne jamais atteindre la ligne fatidique où nos hôpitaux seraient saturés, notre système de santé s'effondrerait, le taux de mortalité exploserait.

Darius Rochebin publie immédiatement la vidéo sur Twitter[59]. Des commentateurs affirment qu'aplatir la courbe ne sert à rien puisqu'on ne fait que l'étaler. Je n'ai pas le loisir de leur expliquer qu'ils se trompent. La surface de la courbe aplatie est bien plus faible, ce qui veut dire que nous avons moins de malades, et des malades mieux traités puisque le système de santé tient debout.

À 13 heures, durant la cellule de crise des HUG, nous faisons un point sur la situation chez nous : nombre de patients, patients en soins intensifs, patients intubés, lits disponibles. Les courbes s'incurvent, nous nous préparons à voir la vague déferler.

Suite à des mesures locales dans le Nord hier, l'Italie décide enfin un confinement généralisé après dix jours de tergiversation, dix jours perdus, durant lesquels l'épidémie a crû exponentiellement, dix jours que les Italiens payeront cher dans les semaines à venir. Je ne cesse de discuter avec mes responsables politiques pour que la Suisse suive au plus vite. Nous aussi perdons du temps.

Nous recensons désormais 374 cas, la France 1 412, mais cette donnée est de peu de signification, car d'un pays à l'autre, elle dépend de la capacité de test. Pour y voir clair, il faut s'intéresser aux victimes, 2 chez nous, 30 en France, 463 en Italie.

Il est tard quand Darius Rochebin m'envoie un message : « T'as vu, en France, Olivier Véran t'a copié[60]. Il parle aussi d'aplatir la courbe. »

C'est une coïncidence, Véran faisant référence à un article du *Lancet*[61]. Le ministre français de la Santé a eu un bon prof d'épidémiologie en faculté de médecine. Il ne lui reste plus qu'à agir, et vite.

Mardi 10

Je suis stupéfait par la réactivité de Patrick Chappatte et ses amis. Ils ont fait un travail phénoménal. Un article dans *Le Temps* annonce ce matin : « De Chappatte à Thomas Wiesel, dessinateurs et humoristes romands se mobilisent pour sensibiliser les adolescents aux risques du coronavirus et les inciter à appliquer les consignes de sécurité[62]. » En même temps, Thomas Wiesel, Marina Rollman, Le Grand JD, Yann Marguet et Yoann Provenzano diffusent une vidéo de prévention[63]. Leur message : « Tu ne te sens pas concerné par le coronavirus ? N'oublie pas que ta grand-mère, elle, l'est peut-être. » Patrick, lui, publie une planche BD[64]. Il déclare : « Jusqu'ici, je traitais l'épidémie avec une forme de distance critique, aujourd'hui, je suis un peu dans un rôle de professeur. »

Je suis fier de leur engagement. Dans la foulée, Vincent Kucholl m'invite à son émission d'actualité humoristique *120 minutes* de samedi. Puis Le Grand JD me rend visite et diffuse presque aussitôt la vidéo de notre rencontre[65].

BFM TV m'interviewe sur l'histoire du gel hydroalcoolique, disant comme toujours que j'aurais pu devenir milliardaire si j'avais breveté les formulations OMS[66]. J'ai beau démentir, ça n'y change rien.

Primo, breveter ne m'a jamais traversé l'esprit, pas plus que celui de Jonas Salk quand il a mis au point le vaccin contre la polio en 1955. Notre seule priorité : sauver des vies.

Secondo, je ne suis pas l'inventeur des solutions hydroalcooliques. La première a été commercialisée en 1965, je n'avais que huit ans, puis en 1974 William Griffiths a développé une solution alors qu'il travaillait à Fribourg, puis c'est en 1995 qu'ensemble nous avons perfectionné sa formulation, créant ensuite un gel. Ces deux formulations en particulier, Hopirub et Hopigel, sont des marques déposées par l'hôpital, que B. Braun fabrique pour nous et nous touchons une commission pour financer des projets de recherche quand elles sont vendues à d'autres institutions. J'ai imposé que leur prix n'excède jamais 2 euros.

Tertio, s'il y avait eu dépôt de brevet des formulations OMS, c'est l'hôpital qui se serait enrichi, ce qui a fait dire à l'ancien directeur général que j'étais le médecin le plus cher au monde par le manque à gagner, car les bénéfices auraient suffi pour couvrir l'entièreté du fonctionnement des HUG.

Quarto, les formulations OMS sont si simples, et c'est tout leur mérite, qu'il aurait été difficile de les breveter, ni l'eau, ni l'alcool, ni la glycérine n'étant brevetables, et nous les avons choisis pour cette raison.

Avec Laurent et son bras en écharpe, d'autres collègues, la courageuse conseillère d'État Rebecca Ruiz et ses homologues de plusieurs cantons romands, je file à Berne où nous avons rendez-vous avec Alain Berset et son équipe pour les pousser à décider du confinement de la Suisse au plus vite. Ce n'est pas gagné, Berset est très réticent. Quand nous arrivons, il donne une conférence de presse durant laquelle il annonce l'interdiction des rassemblements de plus de 100 personnes et limite les restaurants à 50 clients. Il est plus de 20 heures quand il nous rejoint, avec deux heures de retard, ce qui nous met en position de force. Il s'installe en face de nous, avec autour de lui ses conseillers, notamment le médecin-épidémiologiste Daniel Koch, un ami de longue date qui, je l'anticipe, sera réceptif à nos demandes.

Rebecca Ruiz m'a suggéré de ne pas être trop direct avec Berset qu'elle connaît bien, étant du même parti politique que lui. Elle m'a proposé de parler en dernier, et nous sommes convenus qu'elle me fera du pied si je suis trop virulent. Berset nous écoute en grimaçant, sans cesser de prendre des notes, parfois nous opposant des arguments politiques ou économiques. Laurent lui dit que nous voyons mourir les patients, pas lui. Berset grimace, n'apprécie pas la remarque. Je lui donne un exemple qui me touche de près.

– Monsieur Berset, je n'y connais rien en économie, mais quand l'annulation de la foire de Bâle a fait perdre 25 % de son chiffre d'affaires à mon fils Florian, je lui ai dit que c'était regrettable, mais que c'était comme ça.

Je sens Rebecca exaspérée parce qu'elle espérait des promesses. Je propose à Berset d'écrire le plan de confinement dans la nuit avec Daniel Koch.

– Comme ça, vous l'aurez demain matin, vous vous rendrez compte de ce que c'est.

Je savais qu'ils n'avaient pas de plan, qu'ils n'avaient pas idée de ce que ça pouvait impliquer.

– Vous voulez un couvre-feu ou quoi ? s'énerve Berset.

— Non, mais il faut bien faire les choses, que les gens comprennent, et on n'aura pas besoin d'en arriver là.

Berset me devient de plus en plus sympathique au fil de la discussion. Je lui explique que ne rien faire ou mal faire aurait tout autant de conséquences économiques et sociales. Je lui glisse qu'il est nécessaire de trouver au plus vite un moyen de rendre les tests de dépistage gratuits, parce qu'il n'est pas question de créer une médecine à deux vitesses. Il conclut en disant qu'il doit parler au collège des conseillers fédéraux. Je lui promets de lui proposer une esquisse de plan, de travailler avec Daniel. À 23 heures, nous repartons sans avoir rien obtenu, mais avec l'espoir que les choses avancent. J'imagine que la même scène se répète dans tous les pays.

Je rentre chez moi à 2 heures du matin, mais je ne rejoins pas Séverine. Je monte au dernier étage de notre maison, où nous avons un studio, où habitait Irène quand elle était étudiante et où nous accueillons les amis. Depuis plusieurs jours, nous faisons chambre à part pour éviter de nous contaminer, au cas où.

Mercredi 11

La fac est fermée, mais j'ai transformé mon cours de troisième année en un séminaire covid. J'annonce aux étudiants que nous avons besoin de volontaires pour nous aider à l'hôpital. Ils se proposent en masse. J'enchaîne avec BFM TV, RTL[67] et Europe 1, la curiosité des médias français ayant sans doute été piquée après le buzz qu'a fait la vidéo « Aplatir la courbe ».

Ensuite, réunion avec les chefs de service de l'hôpital pour leur expliquer que nous devons suspendre les opérations non urgentes et progressivement consacrer l'hôpital au covid. D'autres établissements nous seconderont pour les autres pathologies.

Le gouvernement demande aux Suisses de pratiquer l'auto-isolement (si on présente des symptômes sans être une personne à risque, on reste chez soi jusqu'à disparition des symptômes et on attend deux journées supplémentaires) et l'autoquarantaine (si on a été en contact avec une personne positive, on reste chez soi pendant cinq jours). Dans les deux cas, inutile de se faire tester, l'important est d'éviter de faire circuler le virus. Bien sûr, si nous disposions de réactifs en quantité, nous testerions tout le monde, de façon systématique.

Je passe le reste de la journée à échanger avec Daniel au sujet du plan de confinement.

Jeudi 12

Jour triste aux HUG, nous perdons une jeune femme de trente-deux ans atteinte par le covid et souffrant d'autres pathologies. La Suisse dénombre désormais 7 victimes depuis le début de la crise. Ces chiffres macabres racontent une histoire désagréable à un épidémiologiste. Si nous supposons un taux de mortalité de 1 %, cela signifie que 700 personnes ont été infectées, pas aujourd'hui, mais il y a quatre ou cinq semaines, le temps que certaines personnes positives tombent malades, soient hospitalisées, succombent, ce qui nous place début février, quand on ne comptabilisait encore aucun cas chez nous. Ces chiffres nous montrent l'accélération de la contamination. Si, au regard des dernières données chinoises, ils doublent tous les trois jours, en l'absence de confinement, nous avons aujourd'hui environ 6 000 cas en Suisse alors que nous n'en comptabilisons que 868. Le pire est à venir.

Voilà pourquoi l'OMS déclare enfin que l'épidémie est une pandémie[68]. En Italie, rien ne va plus[69]. Les Italiens ne respectent pas le confinement, les malades s'entassent dans les hôpitaux, les soignants craquent, au bord de l'épuisement. Désormais les images du drame tournent en boucle. On entre dans les services d'urgence, on découvre le désastre des patients intubés dans les couloirs. Le gouvernement ferme les commerces non indispensables. Toute l'Europe est en train de comprendre la gravité de la crise.

En France, dans un discours de remise en cause de la globalisation, le Président Emmanuel Macron annonce la fermeture des écoles pour lundi. Des Français critiquent déjà sa décision de maintenir les élections municipales de dimanche. Comme je le déclare à la télévision, je n'ai rien contre : un vote peut se dérouler en toute sécurité à condition que la distanciation physique et l'hygiène des mains soient respectées. Je pense surtout que le Président ne va pas assez loin : il est temps de déclarer le confinement partout, même Trump l'a compris, en interdisant les vols en provenance d'Europe[70]. J'ai l'impression d'être pris dans un tourbillon.

Comme Dan ne quitte plus les services de la santé publique, j'ai besoin de renfort. Mon ancien chef de clinique, Mo Abbas, à Londres où il effectue une spécialisation au Imperial College, n'a pas encore le droit d'exercer sur place et estime être sous-utilisé. Je lui demande de rentrer de toute urgence à Genève, avec Anne Rossel, sa compagne médecin interniste. La *dream team* accepte de nous rejoindre au pied levé.

À 18 heures, je suis en direct à la radio pour discuter de l'auto-isolement et de l'autoquarantaine[71]. La journaliste me demande comment font les femmes malades qui vivent seules avec leurs enfants.

— Si elles ne peuvent pas s'isoler, elles peuvent le faire avec leurs enfants, car en toute probabilité ils ont déjà échangé le virus, et les enfants sont peu affectés par la maladie.

Je donne alors quelques conseils concernant l'organisation à la maison : pour les repas, je conseille l'hygiène des mains avant et après, le respect de la distanciation physique, si possible de manger seul dans sa chambre, mais rien n'empêche de garder la porte ouverte, de se voir, de se parler, de se sourire. Pour la vaisselle et la lessive, inutile de changer ses habitudes. Pour les toilettes et la salle de bains, un petit coup de chiffon imbibé d'un produit d'entretien classique convient. Pour jeter ses mouchoirs, on évite de trop remplir le sac-poubelle et on pratique l'hygiène des mains avant de le fermer et d'aller le jeter ou de le tendre à celui qui s'en chargera.

– Combien de temps vit le virus sur les surfaces inertes ?

– Un virus meurt en quelques minutes s'il n'est pas dans une cellule humaine. Le problème, c'est quand il se retrouve dans un médium humide, par exemple si quelqu'un crache par terre ou éternue. Le virus peut alors survivre plusieurs heures. Le manque d'hygiène présente donc un risque. Pour se protéger des contaminations par contact, il faut pratiquer la friction hydroalcoolique.

– Et pour payer le livreur de pizza ?

– On a démontré ici à Genève, dans le laboratoire du professeur Laurent Kaiser il y a quinze ans, qu'un virus pouvait survivre sur un billet de banque, mais on n'a jamais démontré qu'il pouvait être contaminant. Si on veut être tranquille, on pratique la friction hydroalcoolique après avoir touché le billet.

Vendredi 13

8 heures. Appel de Thierry Lombard qui me demande ce qu'il peut faire pour aider. Il propose l'appui de la Fondation du domaine de Villette qu'il a créée avec son épouse France. Je suis si débordé que je ne sais pas trop quoi lui dire. Je finis par lui parler du projet de communication destinée aux jeunes. Il offre son soutien financier ainsi que la collaboration de Nathalie Pichard, secrétaire de la fondation.

9 heures. Nathalie est dans mon bureau. Je lui présente Tcheun Borzykowski, mon indispensable geek, toujours derrière ses deux écrans, bonnet planté sur la tête, hiver comme été. Il a pris en charge la gestion de la communication avec les jeunes et organise pour le lendemain une réunion avec les humoristes. Nathalie se met immédiatement au boulot avec lui.

La cellule de crise des HUG devient quotidienne. Nous doublons le nombre de lits en soins intensifs et nous stockons 300 lits réservés au covid dans le hall des pas perdus de l'hôpital. Nous limitons les visites aux patients à une personne à la fois.

Alain Berset nous a entendus. Il reprend les grandes lignes du plan de confinement imaginé avec Daniel. Il n'annonce pas un confinement à l'italienne, avec restriction des libertés de mouvement et fermeture des entreprises non essentielles, mais jusqu'au 19 avril il ferme les commerces non indispensables, les écoles, les restaurants, les bars, les lieux de divertissement, interdit les manifestations publiques et privées, recommande le télétravail, adjure les Suisses de rester chez eux autant que possible, instaure un contrôle aux frontières et recourt à l'armée pour aider le personnel soignant. Le Portugal et l'Autriche prennent des mesures semblables.

Je m'arrête sur les données épidémiologiques. Quand l'Italie a décidé son confinement lundi dernier, qui n'est devenu total qu'hier, elle comptabilisait 10,5 morts par million d'habitants. Aujourd'hui, la Suisse compte 1,3 mort par million d'habitants, alors que l'Autriche ne compte qu'une victime et le Portugal, aucune. Ces deux pays ont été plus rapides que nous. Avec un score de respectivement 1,2 et 2,8, la France et l'Espagne feraient mieux de se presser, car chaque jour perdu coûte cher lors de la phase exponentielle d'une épidémie.

Les amis de Patrick Chappatte frappent encore. Cette fois, Zep diffuse un superbe petit dessin animé où Titeuf fait de la prévention[72].

Partout dans le monde, de nombreux hôpitaux commencent à produire eux-mêmes leur solution hydroalcoolique pour faire face à la difficulté croissante des industriels à soutenir la demande, leurs chaînes de fabrication étant adaptées à une consommation normale et non à une situation de crise. Comme les formulations OMS sont parfaitement documentées, les pharmaciens des hôpitaux peuvent prendre le relais. Je suis ému de voir toutes ces belles énergies se fédérer.

William et moi avons conçu les formulations OMS pour les pays les plus pauvres, et voilà qu'elles servent aussi chez nous. C'est incroyable. Si, en 2006, lui et moi n'avions pas pris cette décision d'offrir les formulations, nous serions collectivement dans l'incapacité de pratiquer notre geste barrière le plus fondamental. Nous serions nus face à l'épidémie, comme les Africains de l'Ouest l'étaient en 2014 contre Ebola avant la mise en place de la production locale.

Si les masques étaient libres de brevets, mais aussi simples à fabriquer sans l'aide de machines coûteuses, notre situation serait de ce côté plus confortable. C'est une leçon pour l'avenir : l'économie de paix est vitale en temps de crise. Il faut verser dans cette économie les médicaments indispensables comme les équipements médicaux indispensables.

Samedi 14

Je rencontre Camille Pagella qui m'interviewe pour *L'Illustré*[73]. Elle me demande pourquoi nous n'appliquons pas la stratégie de la Corée du Sud, c'est-à-dire les tests systématiques. Je lui réponds que même en Corée du Sud, ils ne sont pas systématiques (4 000 tests par million d'habitants), parce que c'est tout simplement impossible au regard des technologies disponibles. Par ailleurs, en Corée du Sud, l'épidémie a commencé par un unique cluster qui a été jugulé. Il n'y a pas eu de dissémination préalable du virus comme en Europe. Autre point d'importance, le pays a connu le SRAS en 2002-2003 et s'est préparé mieux que nous – chat échaudé craint l'eau froide. J'insiste :

– Au stade du confinement, si vous présentez des symptômes, que vous ayez un résultat ou pas, on vous dira de rester à la maison. Vous ne saurez pas si vous êtes positif ou non, mais vous serez en quarantaine pour une maladie relativement bénigne. En revanche, la population hospitalière est automatiquement testée si elle présente des symptômes. Aux Pays-Bas, un hôpital a décidé de tester tous ses soignants, qu'ils aient des symptômes ou non. Résultat : près de 10 % des soignants étaient positifs. Parmi eux, 85 % étaient à peine symptomatiques.

— Il arrive tout de même que certains jeunes ne présentant aucune autre maladie sous-jacente se retrouvent aux soins intensifs. En Lombardie, le présumé patient zéro de Codogno était un homme de trente-sept ans, sportif, et il a passé près d'une vingtaine de jours aux soins intensifs.

— Dans ce cas précis, les soignants étaient passés à côté et le virus a circulé dans l'hôpital. Ce qui veut dire que l'Italie était déjà en retard sur l'épidémie. Dans tous les pays où il y a d'emblée trop de morts par rapport au nombre de cas détectés, le système de surveillance des cas est défaillant ou en retard. L'Italie court après le virus. La France aussi.

— En Suisse, courons-nous après le virus ?

— Nous avons beaucoup anticipé. Mais l'une des caractéristiques de ce virus est qu'il va extrêmement vite.

J'explique que nos hôpitaux fonctionnent à 90 % de taux d'occupation en temps ordinaire. Pour recevoir une charge de malades exceptionnelle, nous devons libérer des surfaces en arrêtant la chirurgie élective, c'est-à-dire prévue, mais non urgente. Les hôpitaux modernes peuvent s'adapter rapidement, le nombre de lits ne veut rien dire dans l'absolu. Seule importe la capacité de réorganisation, en particulier du personnel de soin. D'habitude, nous avons 32 lits en soins intensifs aux HUG, nous avons déjà doublé cette capacité en préparation de la crise, nous la doublerons une nouvelle fois si nécessaire. Si grand-papa souffre d'une arthrose de hanche et a besoin d'une prothèse, sa chirurgie attendra. C'est de l'électif. C'est dommage pour les patients que nous avons appelés la semaine dernière, mais il faut comprendre que cela libérera des anesthésistes, des blocs opératoires, des places en salle de réveil et des chambres. Nous faisons ainsi de la place et récupérons du personnel.

— Est-ce que le virus peut s'attraper sur une poignée de porte, un briquet, de la monnaie ?

— Oui, c'est ce qu'on appelle l'auto-infection. Mais si vous vous lavez régulièrement et correctement les mains et que vous ne mettez pas les doigts dans votre bouche, dans votre nez ou que vous ne réajustez pas vos lunettes, vous ne vous auto-infecterez pas. Le plus important, c'est de se laver les mains après avoir touché l'environnement collectif.

– Faut-il désinfecter sans cesse les mains des enfants, puisqu'ils se touchent en permanence le visage ?

– Cette stratégie a été utilisée dans les crèches pendant les périodes de grippe et s'est avérée efficace. Comme le coronavirus se transmet de la même manière qu'elle, cette stratégie sera efficace là aussi. Le problème reste que le lavage systématique des mains des enfants est difficile en pratique.

Alors qu'à midi les Italiens applaudissent les soignants depuis leurs fenêtres, une initiative qui fait chaud au cœur[74], l'Espagne se confine à son tour : son score de morts par million d'habitants a grimpé à 4,1.

Après avoir passé la matinée et le début de l'après-midi à l'hôpital, je retrouve Séverine, Darius Rochebin, Chappatte, Le Grand JD et leurs copains pour la réunion organisée par Tcheun et Nathalie au cours de laquelle nous réfléchissons à la suite de la campagne de communication désormais appelée « Stop-Covid[75] ». Je fais le journal télévisé, puis c'est l'émission *120 minutes* présentée par Vincent Veillon[76]. Je me prête à une mise en scène. Vincent Kucholl joue Sven Pahud, un prof de fitness, qui commence par dire avec véhémence que nous nageons en plein délire, que trop c'est trop, qu'on nous empêche de vivre, qu'il faut s'insurger contre les décisions des autorités qui nuisent au peuple. Vincent Veillon lui répond que les autorités veulent protéger le peuple. Pahud fait les gros yeux.

– En l'empêchant d'aller à la salle de sport ? Vous imaginez la gueule de mon corps après six semaines d'arrêt ?

– Mais il s'agit d'arrêter la propagation de la maladie !

– La maladie… faut arrêter de croire tout ce que vous lisez dans la presse. Cette grippette qui n'a même pas fait une vingtaine de morts en Suisse et qui ne me concerne pas !

Vincent Veillon continue de le contredire jusqu'à ce que Pahud l'accuse de ne pas être médecin. Alors j'entre en scène. La conversation s'anime et peu à peu Pahud change de point de vue. J'explique qu'il faut continuer à faire du sport, de courir dans les parcs, dans les rues, de faire du vélo, de marcher, que c'est bon pour la santé, à condition bien sûr de ne pas prendre le risque de finir aux urgences.

Dimanche 15

Les samedis et les dimanches sont devenus des jours comme les autres, je suis à l'hôpital avant 7 heures, j'en repars à 22 heures, je dors deux ou trois heures par nuit, je cours, je saute des repas malgré la faim qui me tenaille à cause des corticoïdes, je vis covid, pense covid, rêve covid. Je vais de réunion en plateau télé. Quand j'ai deux secondes pour moi, je lis mes e-mails. J'en ai 3 800 en attente.

En Allemagne, Angela Merkel annonce la fermeture des crèches et des écoles tout en interdisant les visites dans les maisons de retraite. Les Pays-Bas annoncent un confinement « intelligent » par opposition à ceux, « drastiques », des pays du sud de l'Europe. Leur score : 1,2 mort par million d'habitants, semblable au nôtre.

Mo et Anne sont dans l'avion. Demain, ils seront avec nous.

Lundi 16

Nathalie revient au bureau. Elle travaillera tous les jours pour l'animation de Stop-Covid avec Tcheun. Elle me fera aussi le compte rendu des conférences de presse en Suisse, en France et dans d'autres pays.

Me voyant toujours la tête dans le guidon, mon frère Denis me demande ce qu'il peut faire lui aussi. Nous devons trouver des flacons pour distribuer les solutions hydroalcooliques fabriquées gracieusement par le parfumeur Firmenich. En collaboration avec son associé Patrick Odier, son collègue Patrick Hauri et son ami Guy Vermeil, Denis me propose de créer une *task force* pour me seconder.

Une tente de triage est installée à l'extérieur des HUG afin de faciliter le dépistage covid.

La France se confine à partir de demain alors que son score de morts par million d'habitants a grimpé à 2,2. Les mesures annoncées sont drastiques. Elles limitent les libertés individuelles, imposent de présenter une autorisation datée et signée lors des sorties, interdisent de faire du sport loin de chez soi et durant plus d'une heure, ce qui n'a aucun sens épidémiologique. En Suisse, nous avons au contraire choisi la responsabilisation.

Toujours en France, sans publier de données convaincantes, pas plus que d'explications satisfaisantes, Didier Raoult prétend que l'hydroxychloroquine est efficace contre le covid, si elle est administrée dès l'apparition des premiers symptômes[77]. Nous ferons des essais cliniques aux HUG, aucune piste ne devant être négligée.

Semblant enfin renoncer à leur stratégie suicidaire, les Anglais ferment les écoles.

Je file chez le notaire de la famille où je retrouve les enfants de ma sœur Ariane décédée en 2011 et mon frère accompagné de Florence Martin, sa fidèle conseillère et amie, qui s'est occupée de l'administratif. Nous avons mis des mois à organiser ce rendez-vous pour régler la succession de nos parents. Le notaire tremble comme une feuille. Il y a du gel hydroalcoolique partout chez lui. Nous sommes ses derniers clients avant qu'il ne ferme son étude. Quand nous le quittons, Denis me propose de venir déjeuner avec lui à la banque Lombard Odier où il travaille.

— Au moins, tu avaleras quelque chose aujourd'hui.

Voyant Florence s'en aller, il lui demande ce qu'elle fait.

— Je rentre chez moi, je ne travaille pas le lundi.

— Il faut que tu aides Didier. Il a besoin de toi. Tu commences tout de suite.

Après Nathalie à la communication, j'hérite d'une assistante pour seconder Rosalie, déjà débordée par la gestion de notre service. Nous convenons qu'elle m'aidera à filtrer mes messages et à les classer, sinon je n'ai tout simplement plus le temps de repérer les plus importants.

Ni le virus ni personne ne se préoccupe de respecter la moindre règle administrative.

Mardi 17

Je participe au traditionnel colloque hebdomadaire de 8 heures des HUG, organisé pour la première fois à huis clos et retransmis en vidéo. Je déclare :

– On dit que le virus circule, mais le virus ne circule pas, ce sont les gens qui circulent avec le virus. Quand Alain Berset il y a deux semaines a demandé aux Suisses de restreindre leurs déplacements, très peu ont réagi, sauf les personnes âgées, particulièrement vulnérables. Alors, les nouvelles mesures sont-elles extraordinaires ? Oui, du point de vue de l'Histoire récente, mais elles ne le sont pas du point de vue épidémiologique[78].

Je rappelle que nous n'avons pas opté pour un confinement total comme les Italiens, les Espagnols ou les Français. Nos entreprises continuent de fonctionner à partir du moment où leurs employés peuvent respecter les gestes barrières. Nous pouvons sortir de chez nous en prenant des précautions et en évitant de nous réunir à plus de cinq personnes. Les parcs, les pistes cyclables, les espaces naturels restent accessibles.

Hier soir, Emmanuel Macron a dit : « Nous sommes en guerre. » Il ne faudrait pas toutefois que nos ennemis deviennent nos concitoyens. Il est très difficile d'imposer un confinement total sans recourir aux forces de l'ordre. En Italie, lorsqu'un tel confinement a été décrété, des jeunes quittaient leur domicile en cachette pour des *corona parties*.

C'est une réaction naturelle contre un excès d'autorité. Face à des injonctions trop dures, mal argumentées, se dressent mécaniquement des résistances préjudiciables. En Suisse, nous préférons ne pas recourir à cette solution peu démocratique. Agir de manière responsable nous permettra de traverser la crise en limitant la casse. Au moindre symptôme, nous devons nous mettre volontairement en quarantaine.

Une fois postée sur YouTube, la vidéo du colloque déchaîne les critiques, la plupart des commentateurs réclamant un confinement total parce qu'ils n'ont pas confiance en leurs concitoyens. Je crois que nous devons rester fidèles à nos valeurs. Dans la durée, c'est la seule approche soutenable.

En France et en Espagne, et partout dans le monde, le personnel soignant est applaudi en musique depuis les balcons. À l'antenne, j'avoue que la courbe épidémique monterait moins vite si, il y a deux ou trois semaines, nous avions collectivement mieux respecté les gestes barrières[79]. Maintenant, les restaurants ainsi que les lieux publics clos sont fermés, mais il ne faudrait pas que les gens se rassemblent ailleurs. C'est à chacun d'être responsable.

La stratégie adoptée par le gouvernement suisse est vivement critiquée[80]. Je conviens que nous aurions pu gagner une dizaine de jours, je me suis battu pour faire accélérer les choses, mais les mesures prises sont désormais les bonnes. Je ne suis pas tout à fait de l'avis de mon ami médecin et éthicien Bertrand Kiefer qui parle comme si nous étions encore en phase 1 de l'épidémie, en restant au credo « Testez, testez, testez... ». Il a raison dans les faits, mais nous ne disposons pas d'assez de réactifs pour pratiquer des tests à grande échelle.

Quant au professeur Antoine Flahault, directeur de l'Institut de santé globale de l'université de Genève, il prône un confinement total qui ne me paraît pas nécessaire pour l'instant. Je suis coincé entre des politiques parfois trop timorés et des collègues parfois excessifs. Je sais que je peux me tromper. Ce doute ne quitte jamais le médecin que je reste, mais à un moment je dois décider de la bonne stratégie thérapeutique. Je suis un soigneur d'hôpitaux, un soigneur de systèmes de santé. J'ai confiance en mon expérience.

Aux HUG, nous avons 63 patients covid, dont 9 en soins intensifs. Nous en sommes à un point critique de l'épidémie. La direction des ressources humaines transmet au personnel français une attestation pour franchir la frontière. Le Conseil d'État interdit les visites dans les maisons de retraite et les établissements médicaux sociaux.

Séverine accroche à un des balcons de la maison un drap blanc où elle inscrit « Demain sera meilleur ».

Mercredi 18

En France, les hôpitaux du Grand Est sont saturés, l'armée évacue des patients dans d'autres régions, les soignants manquent de masques et de blouses et portent les mêmes en passant d'un patient à l'autre, ce qui contrevient à toutes les règles de prévention des infections. Le Premier ministre Édouard Philippe évoque la nécessité d'un état d'urgence sanitaire, qui l'autoriserait à gouverner par ordonnance. En Italie, la situation des hôpitaux est désespérée. En Allemagne, Angela Merkel enjoint aux Allemands de rester chez eux, alors que le score de morts par million d'habitants est de 0,3, ce qui témoigne d'une belle réactivité. La Belgique fait de même aujourd'hui, son score : 1,2.

Aux États-Unis, c'est le flou le plus total à cause d'une administration endormie par les discours lénifiants de Trump, dont le seul but est de préserver l'économie, ce qui n'a pas empêché un plongeon spectaculaire de la Bourse, les gains réalisés les trois dernières années s'étant volatilisés[81]. Mais ça commence à bouger. Les restaurants ferment dans les zones à risque, même si on est très loin d'un confinement.

À 17 heures, première réunion de la *task force* créée par Patrick Odier, Guy Vermeil, Patrick Hauri, Pascal Grange, mon frère et leurs amis. Ils réussissent à persuader un cafetier en face de l'hôpital de nous ouvrir sa salle, malgré l'interdiction. On n'est pas sur place depuis trois minutes que la police débarque. On prend conscience qu'organiser une réunion en présentiel est absurde. À l'avenir, les réunions seront à distance ou à quatre ou cinq en prenant toutes les précautions. Les deux agents ferment les yeux pour cette fois. Décision est prise : la *task force* aidera à la fabrication et à la distribution des solutions hydroalcooliques pour le grand public. Patrick Hauri et Pascal Grange prennent en charge le projet.

Soirée spéciale à la télévision[82]. Je fais le point sur la transmission asymptomatique, qui semble désormais possible sans qu'on sache encore dans quelle proportion. Nous parlons des personnes âgées qui doivent à tout prix éviter de fréquenter les enfants, les adolescents et même les jeunes adultes, en général très peu symptomatiques, mais potentiellement contagieux. Je réfute l'idée d'une transmission par aérosol, sauf conditions particulières – un patient exceptionnellement contagieux, ou quand on pratique des soins compliqués, par exemple lors d'une intubation.

— On n'a pas de virus qui se promène dans les airs. La transmission se fait par gouttelettes ou par contact.

À la question « Peut-on se promener en forêt ? », je réponds « aucun problème », dans la mesure où on respecte la distanciation physique. Je sais que nombre de mes amis français sont furieux qu'on les empêche d'aller dans les parcs, en montagne ou au bord de la mer, ce qui n'a aucun sens. On oublie parfois pourquoi on confine, prenant le mot « confiné » littéralement, perdant de vue la stricte nécessité épidémiologique.

Si nos gouvernants étaient conscients de cette nécessité, ils auraient réagi plus vite avec des mesures qui n'auraient pas besoin d'être aussi dures aujourd'hui. La sévérité de la riposte politique témoigne avant tout d'une incompréhension initiale, c'est une façon de se racheter, d'avouer ses fautes. Pendant ce temps, les Taïwanais ne sont pas confinés et leur économie ne s'est pas arrêtée. Ils nous donnent une belle leçon, démontrant que l'Occident n'est plus au centre du monde, voire que les États-Unis seraient en train de se tiers-mondiser.

Jeudi 19

Dans la presse, je rappelle qu'il faut respecter les consignes pour éviter un confinement total[83]. Oui, je répète, martèle, prêche, tel un évangéliste débitant mot pour mot le même discours. Je suis devenu une sorte d'acteur. Je joue mon rôle parce que je crois que je peux faire une différence, parce que les gens qui s'énervent, invectivent, critiquent, dépensent une énergie infructueuse. Ils attendent toujours davantage du gouvernement, alors que c'est à chacun de s'opposer au virus. À nous de nous battre, en pratiquant les gestes barrières, à commencer par la friction hydroalcoolique. Elle est prioritaire, sinon le virus perfore nos défenses. Je n'insisterai jamais assez.

Le médecin cantonal annonce que les soignants doivent utiliser des masques chirurgicaux à la place des FFP2 lors des prélèvements parce que nos stocks touchent à leur fin. Je ne suis pas du tout d'accord : un prélèvement est une situation à risque. Je le fais savoir, ce qui provoque des vagues. Aux HUG, nous ne changerons pas de stratégie. On ne mégote pas avec la protection des soignants.

Vendredi 20

J'ai dormi cinq heures, il y avait longtemps que ça ne m'était pas arrivé. J'ai soixante-trois ans ce matin. Avant mon départ, Séverine descend prendre un café. On parle de la famille, de nos soucis avec les ados, elle s'inquiète de me voir foncer tête baissée et en oublie de me souhaiter mon anniversaire. Je n'y prête pas garde sur le moment et m'en vais par la campagne, roule lentement, personne devant, personne derrière. Je rejoins la ville, toujours aussi déserte, c'est l'image qui me restera du confinement, comme si nous étions entrés dans une autre temporalité. À l'hôpital, le parking est vide, je me gare tout en haut. L'accueil est calme, silencieux. Beaucoup de couloirs sont éteints. Pourtant, durant la nuit, des patients ont été admis, certains ont été intubés, tout le monde travaille autour d'eux, mais ailleurs il ne se passe rien.

– Salut, professeur Didier ! me crie Giovani Invito, un technicien de surface d'origine napolitaine. Je t'ai vu à la télé.

On discute. D'habitude, on parle foot. Ça ne date pas d'hier. C'était déjà le cas à l'époque où Maradona faisait les beaux jours du Napoli. Désormais, on parle covid, je sens son inquiétude. Il passe ses journées à nettoyer les chambres des soins intensifs, immergé parmi les soignants en blouse, charlotte, masque FFP2 tandis que lui ne porte qu'un masque chirurgical. Il n'apprécie pas cette différence de traitement alors qu'il joue un rôle clé dans la lutte contre les infections. Je lui explique que tant qu'il n'approche pas de trop près les malades, il ne risque rien. Il me promet de transmettre mon message à tous ses collègues. Giovani a toujours été ma courroie de liaison vers le personnel non soignant. Nous sommes devenus complices.

Je m'installe à mon bureau et le premier Skype commence, avec France 24, en anglais. Je ne leur cache pas mon pessimisme quant à la situation aux États-Unis. Selon moi, la France fait ce qu'il faut. Nous évoquons la possibilité d'un confinement total pour la Suisse.

– Ce n'est pas à l'ordre du jour.

Quand Séverine se rend compte de son oubli et m'envoie un message, je ne peux pas répondre tout de suite, elle s'inquiète, je m'en veux. C'est un peu particulier, cette incompréhension entre nous, comme tout ce que nous vivons en ce moment.

Les coups de fil se succèdent. On échange sur les masques FFP2. J'ordonne aux équipes de ne rien changer à leurs habitudes. Le médecin cantonal cherche à me joindre, je l'évite, téléphone à Daniel Koch pour lui expliquer que je veux protéger le personnel et propose de centraliser les prélèvements sur les sites spécialisés, ce qui nécessitera moins de masques, ce qui est d'autant plus cohérent que nous n'avons plus beaucoup de réactifs. Daniel me confirme qu'une usine de masques FFP2 s'est mise en route en Suisse. Nous échapperons à la pénurie.

Daniel et moi convenons de créer une cellule fédérale pour nettoyer et stériliser les masques FFP2 et chirurgicaux usagés. Aussitôt dit, aussitôt fait. J'appelle quelques amis et l'affaire est lancée. Je demande à l'un des médecins adjoints de notre service, Walter Zingg, de s'en occuper.

Cette journée ne me laisse pas le temps de penser que j'ai soixante-trois ans, que dans deux ans je serai à la retraite, ni de lister tout ce qu'il nous reste à faire pour la promotion de l'hygiène des mains, notamment auprès du grand public.

Au sujet du semi-confinement à la mode suisse, Alain Berset déclare que « nous ne faisons pas de politique-spectacle[84] », mais en même temps il interdit les rassemblements de plus de cinq personnes, dans le domaine public comme dans le domaine privé. La police pourra infliger une amende en cas de non-respect de cette règle. En faisant allusion à la France et au confinement total, il dit : « On voit dans d'autres pays que l'adhésion à ce genre de mesures extrêmement fortes n'est pas bonne et qu'elle n'est pas la meilleure manière de freiner la propagation du virus. Penser qu'on peut tout décider d'en haut et que tout le monde est d'accord ne fonctionne pas. »

Après avoir saisi 430 000 litres de vodka et d'alcool pur de contrebande, les policiers polonais les offrent aux services de santé pour la fabrication de solutions hydroalcooliques[85]. C'est comme si un rêve devenait réalité. L'économie de paix se met en place d'elle-même. Ici un parfumeur, là un pharmacien, ailleurs une rhumerie[86], les bonnes volontés entrent en action pour la seule raison que les formulations sont libres et qu'elles nous sont vitales contre l'épidémie.

En France, le secrétaire d'État auprès du ministre de l'Intérieur déclare : « Les masques sont indispensables pour les personnels soignants. Ils sont livrés très régulièrement. [...] Non, je ne reconnais pas qu'il en manque. Nous en avons parlé au Conseil de défense, ces masques sont en cours de livraison... »

Je me permets de douter. La France n'a aucune raison d'être mieux lotie que les autres pays occidentaux. Nous sommes tous pieds et poings liés avec la Chine, comme des imbéciles.

Mais pourquoi cette histoire de masques prend-elle autant d'ampleur en France, pourquoi un ministre reconnaît-il la pénurie quand un autre annonce le contraire ? C'est devenu un enjeu politique, comme si certains y voyaient le moyen d'affaiblir le gouvernement, alors que nous devons tout faire pour trouver des masques neufs et récupérer les masques usagés. Il nous faut des solutions, et vite. Demain, nous repenserons la globalisation, aujourd'hui, nous devons vivre avec ses défaillances.

En ce moment, les gens sont confinés, ils n'ont pas besoin de masque. Quand ils sortent, il faut qu'ils se tiennent à distance et surtout n'oublient pas l'hygiène des mains. Et ça se passera bien. Le masque sera utile au moment du déconfinement, quand il sera plus difficile de respecter la distanciation physique. Pour l'instant, réservons les masques aux soignants.

L'hydroxychloroquine est ajoutée à l'essai européen Discovery, voilà qui fera plaisir à Didier Raoult[87]. De notre côté, nous n'observons aucun bénéfice de ce traitement quand il est administré à nos patients.

Petite joie quand, avec son logo, Google rend hommage à Semmelweis, l'inventeur du lavage des mains[88].

Samedi 21

Sur un coin de mon agenda, je calcule l'âge moyen des patients en soins intensifs : 45 % ont moins de soixante ans. Voilà un message à faire passer aux plus jeunes : vous êtes aussi à risque.

Dimanche 22

Je ne quitte pratiquement plus l'hôpital. Dans une vidéo diffusée sur Twitter, Darius Rochebin me demande pourquoi les courbes des cas et des décès continuent à monter en Italie malgré le confinement[89].

– Pour la courbe des cas, il faudra environ trois semaines pour observer un infléchissement, le temps que le Rt passe en dessous de 1. Quant à la courbe des décès, elle est en retard sur celle des cas parce qu'il faut cinq jours pour tomber malade, cinq jours pour tomber gravement malade, puis éventuellement deux à trois semaines aux soins intensifs avant de décéder[90]. C'est donc plus d'un mois après le confinement qu'on verra la mortalité baisser.

En France, et même aux États-Unis, l'hydroxychloroquine fait couler beaucoup d'encre et soulève les passions sur les réseaux sociaux, faisant de Didier Raoult un incompris, laissant croire que c'est un homme seul contre le système alors qu'il est le patron d'un des plus grands instituts de recherche européens. L'emballement médiatique est à la hauteur de la peur provoquée par le virus. Elle témoigne d'une inquiétude et du besoin de se rassurer, quitte à recourir au premier grigri venu. Les gens ne se comportaient pas autrement au Moyen Âge lors des épidémies de peste. Mais aujourd'hui nous avons des armes : la friction hydroalcoolique et la distanciation physique. Voilà des gestes qui sauvent plus sûrement que l'hydroxychloroquine. Face à une épidémie, il faut avant tout prévenir.

Le gouvernement allemand opte à son tour pour un semi-confinement, les Allemands ne devant plus sortir de chez eux qu'en cas de force majeure. Les rassemblements de plus de deux personnes sont interdits. Leur score de morts par million d'habitants est de 1,1.

La *task force* contacte Nestlé pour récupérer des flacons, puis d'autres fabricants de parfum genevois pour leur demander de nous aider à créer des solutions hydroalcooliques. C'est incroyable, mes amis ne perdent pas de temps à tergiverser, les idées se traduisent immédiatement en actes. Les voir à l'œuvre me fait un bien fou.

Lundi 23

À la radio, je réponds aux questions des enfants. On décide de renouveler cette expérience toutes les semaines. Un jeune garçon me demande si l'hydroxychloroquine marche. Je lui explique que ce médicament contre la malaria permet de combattre des parasites et quelques bactéries. Dans un tube à essai, l'hydroxychloroquine tue le covid, mais on ne sait pas encore si elle fonctionne sur nous[91]. Nous sommes très prudents quant à son utilisation, car nous ignorons si ce traitement n'a pas des effets secondaires sur les patients infectés par le covid. Nous l'administrons uniquement aux malades en réanimation, même si Didier Raoult suggère qu'il n'est actif qu'au début de la maladie, en réduisant la charge virale et en empêchant le développement de formes sévères.

Je n'en dis pas davantage pour ne pas polémiquer, mais nous n'observons pas pour l'instant de diminution de la charge virale chez nos patients les plus graves, ce qui nous fait douter qu'il puisse en aller autrement pour les patients moins atteints. Je n'évoque pas les études pharmacologiques qui estiment que pour avoir dans le sang la quantité de chloroquine efficace *in vitro*, il faudrait injecter des doses mortelles[92].

L'assistante personnelle d'Alain Berset me demande s'il peut visiter les HUG demain comme nous le lui avions proposé le 10 mars lors de notre rencontre à Berne.

— Pas de problème ! Je préviens les autorités hospitalières.

Les Anglais renoncent définitivement à la stratégie d'immunité de population et optent pour le confinement, alors que leur score de morts par million d'habitants est déjà de 5,4. Je compare la vitesse de la réaction des pays en relevant leur score au jour du confinement :

1/ Portugal (0) ;
2/ Autriche (0,1) ;
3/ Allemagne (1,1) ;
4/ Pays-Bas (1,2) ;

5/ Belgique (1,2) ;
6/ Suisse (1,3) ;
7/ France (2,2) ;
8/ Espagne (4,1) ;
9/ Angleterre (5,4)
10/ Italie (10,5).

En toute logique, en fin de crise, la mortalité devrait classer les pays dans le même ordre, mais certains feront mieux, ils prendront mieux en charge les malades et les citoyens feront preuve de davantage de civisme. D'autres feront moins bien.

Un second indice de la réactivité des gouvernements est le nombre de jours passés entre le seuil de 1 mort par million d'habitants et le confinement. Il donne sensiblement le même résultat :

1/ Autriche (9 jours avant) ;
2/ Portugal (8 jours avant) ;
3/ Pays-Bas (le jour même) ;
4/ Belgique (le jour même) ;
5/ Suisse (le jour même) ;
6/ Allemagne (1 jour) ;
7/ France (3 jours) ;
8/ Espagne (3 jours) ;
9/ Angleterre (6 jours) ;
10/ Italie (7 jours).

Mardi 24

Séverine est malade, elle a de la fièvre. Quand je descends du studio après avoir travaillé quelques heures, je découvre qu'hier soir, les ados ont laissé la cuisine en vrac. Je range un peu. Quand je nettoie le presse-agrumes, je pense à mon père. Il se préparait un jus d'orange tous les matins. La radio m'apprend que les Jeux olympiques de Tokyo viennent d'être annulés.

Je quitte la maison à 7 heures alors que le jour se lève. Une fois à l'hôpital, je me rends dans la salle des chiffres, où six à huit personnes besognent en permanence, faisant remonter les données et présentant un état des lieux des HUG sous forme graphique. Nous ajustons notre réponse. Depuis quelques jours, nous ajoutons environ cinquante lits covid quotidiennement.

Alain Berset arrive. Il découvre la réalité d'un hôpital qui gère 250 patients covid, dont une cinquantaine en réanimation. Nous lui faisons visiter les services. À la fin, il nous dit :

– Un grand hôpital est comparable à un mammouth. Aux HUG, vous avez réussi à faire faire un saut périlleux arrière à un mammouth. Bravo !

Nous recevons les premiers flacons de solution hydroalcoolique fabriqués par Firmenich. Givaudan, l'autre grand parfumeur genevois, nous annonce qu'il préparera lui aussi des solutions hydroalcooliques, le tout gratuitement.

Une étude anglaise estime que la mortalité du covid est comprise entre 0,5 % et 1 %[93]. D'après les données récupérées sur le *Diamond Princess*, le taux de mortalité serait de 1,3 %, sachant que la population à bord était plutôt âgée[94].

Mercredi 25

Je commence par visiter la salle des chiffres où je découvre que nous avons aujourd'hui 300 patients covid, et toujours moins d'une cinquantaine aux soins intensifs. C'est un moment important. La courbe des hospitalisations n'a jamais évolué exponentiellement et, désormais, elle est clairement linéaire et semble déjà plafonner, ce qui indique que nous approchons du pic épidémique. Le travail de prévention effectué en amont ces six dernières semaines porte ses fruits et nous évitera le pire. J'ai une pensée pour Dan et les équipes de la santé publique auxquelles nous avons apporté des renforts considérables. Je lui téléphone.

– J'ai l'impression d'avoir rejoint une startup, me dit-il. Les règles hiérarchiques habituelles ont été balayées. Nous ne cherchons qu'à être efficaces. C'est épuisant, mais exaltant.

Reste que tout n'est pas rose. Dans une dizaine de jours, nous manquerons de blouses de protection si nous ne trouvons pas une solution d'ici là. Beaucoup de soignants se demandent pourquoi nous récupérons les masques et craignent de les réutiliser. Les discussions sont infinies. Nous découvrons que le débit d'oxygène n'est pas suffisant dans les chambres de l'ancien bâtiment, parce que nous n'avons jamais imaginé apporter un support en oxygène à autant de patients simultanément. Nous sommes obligés de remplacer les conduits et d'alimenter les patients entre-temps avec des bombonnes d'oxygène. Voilà la vie d'un hôpital covid, une succession sans fin de problèmes, avec la nécessité de les résoudre immédiatement.

La *task force* travaille d'arrache-pied et fait pression sur le conseil fédéral pour obtenir des moyens supplémentaires. J'évoque la pénurie de masques. Mes amis suggèrent d'affréter un avion pour en acheter en Chine et contactent immédiatement Nicolas Musy, un parent de Guy Vermeil basé à Shanghai, fondateur du Swiss Centers China, pour qu'il négocie sur le terrain.

De mon côté, je réponds à des questions incongrues, mais de circonstance. Prisonniers chez eux, les enfants s'amusent parfois à construire des téléphériques de balcon en balcon et on me demande s'ils peuvent ainsi se transmettre le virus.

— Non, sauf s'ils crachent sur les fils[95].

Quand j'arrive chez nous peu après 23 heures, je trouve la cuisine dans un désordre apocalyptique. L'évier déborde, la table n'a pas été débarrassée. Bien sûr, Séverine n'a rien vu puisqu'elle est toujours malade, avec 39 de fièvre, probablement à cause du covid. Je vais voir James et Miles, leur suggère d'aller ranger, ils me rétorquent que tout ça est de ma faute puisque je ne suis jamais là. L'emmerdeur est obligé de hausser la voix. Cette scène finit de m'épuiser.

Jeudi 26

Journée de folie. Roche et une foule d'autres entreprises proposent à leur tour de produire des solutions hydroalcooliques.

Laurent Kaiser, François Chappuis, le chef du département de santé et de médecine communautaires, et moi, nous commençons à travailler au déconfinement. Nous sommes tous trois persuadés que les tests de dépistage doivent être gratuits. Dans la première phase de l'épidémie, on conseillait aux gens de rester chez eux s'ils avaient des symptômes, pour ne pas surcharger les hôpitaux et risquer une pénurie de réactifs. Désormais, il ne faut surtout pas attendre que les symptômes s'aggravent et se faire tester au plus vite. Rien ne doit freiner la prévention, sa gratuité est la seule solution. Nous transmettons le message au gouvernement.

À côté des tests de dépistage basés sur la détection du virus, il existe des tests sérologiques, qui indiquent *a posteriori* si une personne a été infectée et possède des anticorps contre le virus. Laurent est rassurant. En laboratoire, les anticorps récoltés dans le sérum des anciens malades neutralisent le virus, ce qui laisse présager une certaine immunité.

Si on pratique des tests sérologiques sur une population, on peut en déduire la proportion des personnes infectées depuis le début de l'épidémie. Avec nos équipes des HUG, nous imaginons une telle étude sur une cohorte de Genevois dont nous suivons la santé depuis des années. Comme ils sont représentatifs de l'ensemble de la population de la région, nous en déduirons combien de Genevois ont été touchés par le covid. Nous imaginons une seconde étude semblable sur les soignants de l'hôpital, pour connaître ceux protégés contre le covid, ce qui leur permettra de travailler plus sereinement.

Conférence entre la *task force* et Antonio Hodgers, président du gouvernement genevois, qui signe une lettre autorisant l'achat de matériel médical au nom du canton et des HUG. Gratuitement, les pharmacies pourront s'approvisionner en solution hydroalcoolique dans des entrepôts gérés par l'armée. Elles revendront les flacons à un prix défiant toute concurrence, de quoi payer leurs frais de manutention. Le but est de proposer un flacon de 150 ml par Suisse et par semaine.

Le plus compliqué est la mise en bouteille. Nestlé pourrait utiliser ses bouteilles d'eau minérale, mais nous craignons que ce packaging n'introduise de la confusion. Nous optons pour une autre solution : les producteurs fourniront aux pharmacies des bidons de 10 litres, voire de 20 litres, et les clients viendront avec leurs flacons qui seront remplis à la demande.

La prévention des infections a désormais dépassé le cadre de l'hôpital, elle se joue à l'échelle du pays, nous autres médecins prenons en quelque sorte le leadership de la crise.

Vendredi 27

Certains matins, je ne sais plus quel jour nous sommes, un week-end ou pas, un jour de semaine ou pas, tout se confond. Il me faut regarder mon téléphone pour retrouver la date.

Je commence à travailler à 4 heures, arrive à l'hôpital à 6 heures et constate que les affiches précisant le protocole pour prendre les ascenseurs ont été placardées.

Je trouve assez ironique que Boris Johnson soit positif, lui qui a pris à la légère l'épidémie et voulait que tous les Anglais tombent malades pour créer une immunité de population. Cela dit, il me paraît très essoufflé, donc bien atteint, lors de sa dernière conférence de presse. J'espère qu'il s'en sortira.

Stephan, Laurent, moi et d'autres, nous engageons dans un débat très vif avec la direction de l'hôpital pour que soit menée l'enquête sérologique parmi le personnel soignant. J'y laisse une énergie prodigieuse. La direction a peur que la prévalence, c'est-à-dire le nombre total de personnes touchées par le covid, soit supérieure à l'hôpital par rapport au reste de la ville. Selon la doctrine « Pas vu, pas pris », calamiteuse quand on fait du contrôle de l'infection, elle préférerait ne pas savoir.

En voiture, si on n'a pas de compteur de vitesse, on ne peut pas respecter les limites et lever le pied si nécessaire. Il en va de même pour la prévalence des maladies. Sans études, nous sommes impuissants. On m'accuse de vouloir mener cette enquête juste pour son intérêt scientifique alors qu'elle nous donnera des informations essentielles, comme savoir si les mesures de prévention mises en œuvre ont été efficaces ou non. J'arrache la décision aux forceps et obtiens six infirmières et six étudiants pour nous aider dès lundi.

Sur RMC[96], j'explique que désinfecter les rues avec de la javel n'a aucun sens et peut même être dangereux pour la santé, en provoquant des irritations majeures ou des allergies. Voilà bien des mesures imaginées par les politiques pour rassurer les populations et faire croire qu'ils agissent, alors que les gestes de prévention sont plus simples et bien moins spectaculaires.

Loïc Hervé, un sénateur français de Haute-Savoie, nous accuse de mettre en danger sa région parce que notre confinement serait insuffisant[97]. J'ai parfois du mal à rester calme. Il me paraît inutile d'expliquer à ce monsieur que l'adhésion de la population est plus vitale que de recourir à la police qui, plutôt que traquer les Français, utilisant parfois des drones ou des hélicoptères, devrait participer à l'effort d'éducation.

Samedi 28

En France, le Premier ministre Édouard Philippe déclare : « Je ne laisserai personne dire qu'il y a eu du retard sur la prise de décision s'agissant du confinement. »

À mon avis, si de nombreux pays européens ont été plus rapides que la France, l'Autriche, le Portugal, la Belgique, l'Allemagne, les Pays-Bas et la Suisse, c'est qu'il était possible d'aller plus vite. Par ailleurs, la France a vu ses voisins italien et espagnol confiner en catastrophe, attendant avant de les imiter avec pour conséquence que son confinement durera plus longtemps, que son économie sera plus impactée et qu'il y aura plus de morts que si la décision avait été prise plus tôt. Mais seule une analyse détaillée à l'avenir permettra de juger.

À Paris, une pharmacie du VIe arrondissement étend son laboratoire dans une rue pour fabriquer en plein air 10 000 litres de solution OMS par jour[98]. Le miracle se poursuit. Les solutions hydroalcooliques coulent à flots et personne ne se demande pourquoi. On ne me pose pas la question, les médias se contentent de rabâcher que William et moi avons offert les formulations, sans souligner la portée civilisationnelle de ce don.

Comme aux HUG, la courbe épidémique plafonne toujours, j'en profite pour rentrer chez nous alors qu'il fait encore jour. Séverine se sent mieux, mais mon frère est maintenant malade ainsi qu'une partie de sa famille. Il dort quinze heures par jour. Jusqu'à quand passerai-je à travers les gouttes ? Je n'ai jamais utilisé autant de gel hydroalcoolique.

Dimanche 29

Comme tous les jours, les médecins chefs de mon service se retrouvent pour déjeuner et faire le point sur la situation. C'est la première fois de ma carrière que tout le monde est présent, y compris le week-end.

Lundi 30

Florence est épuisée. Deux semaines non-stop qu'elle est à mes côtés, week-end compris. Pour la seconder ainsi que Nathalie, la *task force* fait appel à Constance de Planta, une jeune avocate redoutablement efficace. Quand elle me voit répondre à un grand-père qu'il n'y a pas de risque à ce que ses petits-enfants se baignent dans sa piscine, elle fait les gros yeux.

— Vous ne pouvez pas répondre à tout le monde !

Je lui laisse désormais gérer ma présence sur Twitter, Instagram et Facebook et mes relations avec les médias qui occupent à présent près de 30 % de mon temps.

Une question d'un enfant me pousse à donner mon avis sur les masques en tissu fabriqués à la maison[99]. Les masques médicaux sont imperméables à l'extérieur, pour protéger le porteur, et absorbants à l'intérieur, pour que le porteur ne soit pas contaminant. Une sorte de Gore-Tex. Un masque en tissu ordinaire ne sera pas aussi efficace, voire sera inefficace. Ce n'est pas une très bonne idée, sauf si on n'a rien d'autre, qu'on est malade et qu'on doit aller chez un médecin. Une écharpe ou un foulard peut alors convenir pour protéger les autres tant qu'on ne les approche pas de trop près. Porter longuement un masque en tissu peut retenir des virus et des bactéries, précipitant un rhume en augmentant la charge virale ou favoriser une allergie. Pour bien faire, les masques en tissu doivent disposer de trois couches avec des matières différentes et il faut les laver une fois par jour[100].

Mardi 31

Peu avant 8 heures, je prends un café devant la salle des chiffres quand le responsable des approvisionnements me dit que nous allons manquer de masques, de blouses, de pousse-seringues et probablement de Propofol, un somnifère indispensable aux soins intensifs. Je le mets en relation avec la *task force* pour que Patrick Hauri l'aide à trouver des solutions.

Sur Twitter, Darius Rochebin m'interroge sur le déconfinement qui sera le grand sujet des semaines à venir[101]. Je lui réponds que nous ne retournerons pas à la vie de tous les jours d'un coup.

– Il faut prévoir un plan de déconfinement progressif. On démarrera certaines activités avant d'autres, il faudra choisir en fonction des risques. On commencera sans doute avec les enfants qui ne sont pratiquement pas affectés par la maladie, et aussi par les personnes qui les prennent en charge.

Paradoxalement, le retour à la normale sera plus complexe que le confinement.

Aux HUG, nous avons 411 patients covid, dont 34 en soins intensifs. Depuis le début de la crise, nous avons perdu 39 patients. La courbe des hospitalisations confirme que nous avons atteint le pic épidémique, mais impossible de crier victoire.

Avril 2020
Les coiffeurs d'abord

Mercredi 1er

Nous approchons de la barre des 50 000 victimes dans le monde et beaucoup de sceptiques prétendent encore que c'est une goutte d'eau par rapport à la grippe. Selon eux, nous sommes devenus fous avec nos mesures de confinement.

La notion d'exponentielle n'est pas intuitive. Nous percevons sans difficulté les progressions linéaires, par exemple ajouter cinq ou dix tous les jours, mais avons du mal à nous projeter dans le temps quand les valeurs doublent ou triplent tous les jours. À cause de ce trouble perceptif, de nombreuses personnes ne comprennent pas le confinement et prônent le laisser-faire. Et quand le confinement permet de linéariser la courbe, ils prétendent qu'il n'a servi à rien, parce que l'exponentielle évitée est difficile à concevoir. J'explique donc encore et encore que quand une courbe épidémique part très vite, on ne peut qu'essayer de l'infléchir.

Maintenant, je ne suis pas devin, ni infaillible. J'observe ce qui se passe en Suède, qui a pris peu de mesures pour infléchir la courbe, si ce n'est interdire les rassemblements de plus de 50 personnes, fermer les lycées et les universités, les théâtres et les cinémas, et lancer un appel au civisme des citoyens, qui conservent la possibilité de se retrouver dans les bars et les restaurants à condition de respecter la distanciation physique. Je ne perds rien de la situation aux États-Unis, où de plus en plus d'États confinent enfin, alors que le score de morts par million d'habitants est déjà de 19,6. Cette décision partielle intervient onze jours après le cap du premier mort par million d'habitants. Ces deux mauvais élèves, et il y en aura d'autres, nous enseigneront à la fin de la crise si leurs stratégies laxistes étaient ou non appropriées.

Ceux qui nous accusent d'avoir confiné parce que nous n'avons pas su réagir assez tôt se méprennent. En l'absence de traitement, quand un virus faiblement mortel avec un R0 entre 2 et 5 et des symptômes souvent minimes se propage, il essaime dans la population. Soit nous avons peu de clusters comme en Corée du Sud ou à Taïwan et nous réussissons à les circonscrire grâce à une rigueur sans faille, soit l'épidémie nous glisse entre les doigts. Dans ce cas, « tester, tester, tester » nous fait gagner du temps, sans nous empêcher d'en arriver à un confinement.

Deux médecins français suggèrent d'expérimenter les vaccins covid en Afrique, comme au bon vieux temps du colonialisme[102]. Je n'en crois pas mes oreilles. L'Afrique n'est pas un laboratoire ! J'y ai inauguré la production locale d'alcool à cause de la grande fragilité des systèmes de santé, parce que là-bas plus qu'ailleurs il y a urgence à prévenir les infections, mais cette prévention ne peut se faire qu'en respectant les plus hauts standards éthiques.

Aux HUG, des militaires aident les infirmières à déplacer les lits ainsi qu'à retourner les malades. La charge de travail est énorme, et paradoxalement le silence domine dans les couloirs.

Jeudi 2

Ma chondrocalcinose empire de jour en jour. Mes poignets me torturent. Ma mutuelle exige un rapport prouvant l'efficacité du traitement bimestriel pris jusqu'en décembre, parce qu'il coûte très cher, si cher que je serais incapable de le payer moi-même. En substitution, je continue de m'administrer des corticoïdes, augmentant sans cesse les doses et les effets néfastes. J'ai une toux sèche, apparemment de nature plus allergique que virale.

Quand Jair Bolsonaro, le Président brésilien, préfère à son tour l'immunité de groupe au confinement, il démontre sa méconnaissance de la complexité d'une épidémie. Il refuse de comprendre que de notre santé dépend la santé de la civilisation au sens large. Le monde n'est pas segmenté, avec l'économie d'un côté, la santé publique d'un autre.

Lors de la flambée Ebola de 2014, nous avons observé que le virus se répandait avec l'insécurité urbaine. Avec le covid, nous assistons déjà à la recrudescence des violences faites aux femmes et aux enfants[103]. « La guerre s'accompagne d'épidémies, les épidémies s'accompagnant de crises violentes ; enfin, elles peuvent se propager par contagion[104] », écrit mon ami Paul Bouvier. Ce phénomène a été observé depuis l'Antiquité.

Quand nous aspirons à un monde en paix, nous devons garder les concitoyens en bonne santé et, en premier lieu, réduire la mortalité, sans quoi nous perdons collectivement l'espoir et la confiance. Quand l'avenir est plus incertain que jamais, les plus faibles parmi nous risquent de s'abandonner à des actes répréhensibles ou même de se suicider[105].

En temps de crise sanitaire, nous autres médecins nous transformons en pacificateurs. Nous soignons les malades et la société tout entière, et donc même l'économie. Cela vaut aussi en temps ordinaire. La santé comme l'éducation, puisqu'elle nourrit la santé intellectuelle, sont primordiales dans une société qui poursuit l'harmonie. L'économie ne peut venir qu'après, et ce rôle subalterne ne peut que lui bénéficier.

Des soignants se plaignent d'avoir les mains ravagées par les solutions hydroalcooliques[106]. Je connais ce symptôme des mains rouges, irritées, mais le plus souvent il est causé par le savon et non par l'alcool. En effet, le savon s'attaque aux lipides de la peau, coupant les ponts qui lient les protéines entre elles, ce qui équivaut à décaper la surface de l'épiderme, laissant s'échapper l'eau qui l'hydrate. Le lavage des mains au savon, surtout s'il est répété, peut créer des lésions cutanées.

Si on applique une formulation hydroalcoolique après s'être lavé les mains avec du savon ou par grand froid, on peut ressentir des picotements, exactement comme quand on répand de l'alcool sur une plaie, ce qui en soi démontre que le savon et le froid blessent. Idéalement, dans le cadre hospitalier, on n'utilise l'eau et le savon que quand on se souille les mains, par exemple avec des liquides organiques. Dans les autres situations, il est préférable d'en rester à une formulation hydroalcoolique. Néanmoins, l'alcool dissout aussi les lipides, donc fragilise la peau et l'assèche. Voilà pourquoi les formulations hydroalcooliques intègrent des émollients comme la glycérine. En complément, il est parfois judicieux d'employer des crèmes hydratantes.

Vendredi 3

Je tousse et croule sous le boulot. Comme tous les midis, je déjeune avec l'équipe dans notre salle de réunion. Nous discutons des problèmes dans les services, décidons des solutions. En trois jours, nous avons transformé une aile entière de l'hôpital pour la dédier aux soins intermédiaires à raison de l'ouverture d'une unité de douze lits par jour, staffée par du personnel qui nous vient de dermatologie, d'anesthésiologie, des blocs opératoires, de pédiatrie, de gynécologie, d'ORL...

Nous continuerons à ce rythme toute la semaine prochaine. Avec mes adjoints, nous passons beaucoup de temps dans ces nouvelles unités pour faire en sorte que des soignants avec des formations différentes et qui n'ont pas l'habitude de travailler ensemble réussissent à collaborer. Nous homogénéisons les équipements, notamment la couleur des blouses, pour que les patients ne croient pas être traités différemment d'une unité à l'autre. Souvent, nous devons réexpliquer jusqu'aux cinq moments de l'hygiène des mains.

À la cafétéria, je note que les soignants se tiennent trop près les uns des autres. Habitués à prévenir les risques infectieux durant leur service, ils se relâchent quand ils se détendent, oubliant les mesures qui valent pour la population générale. Pour sécuriser cette cafétéria, nous ajoutons des marques au sol pour inciter au respect de la distanciation physique et condamnons une chaise sur deux.

Nous décidons de découper l'hôpital en deux zones. Dans la jaune, dédiée aux soins, le personnel porte un masque parce qu'il est impossible de respecter la distanciation physique. Dans la verte, nous vivons comme le reste de la population, en pratiquant les gestes barrières et en portant un masque dès que nous nous trouvons à moins d'un mètre les uns des autres. Le but : éviter la transmission par les activités sociales, une transmission qui aujourd'hui me fait plus peur que la transmission par les activités de soin.

Le gouvernement français réquisitionne un hangar réfrigéré à Rungis pour le transformer en morgue géante pouvant accueillir 1 000 corps[107]. C'est du jamais-vu, la preuve s'il en fallait encore qu'il s'agit d'une crise sanitaire à nulle autre pareille.

La guerre des masques fait rage[108]. Avant-hier, une livraison destinée à la France a été détournée vers les États-Unis[109]. Aujourd'hui, la France intercepte une livraison destinée à l'Italie et à l'Espagne. Trump ordonne à 3M, notre fournisseur aux HUG, de réserver sa production aux États-Unis. Ailleurs, notamment sur l'aéroport de Bangkok, des hommes d'affaires avec des valises de dollars rachètent les cargaisons directement sur les tarmacs. Aux HUG, nous nous rendons compte qu'hier nous avons reçu un million de masques FFP2 non étanches, tout cela à cause d'un fournisseur peu scrupuleux. Nous sommes obligés de les récupérer dans tous les services pour éviter que des soignants risquent d'être contaminés.

Cette pandémie révèle la véritable nature des uns et des autres. Le spectacle n'est pas toujours reluisant. Plutôt que de nous serrer les coudes à l'échelle mondiale, d'harmoniser notre réponse, nous y allons chacun avec la fleur au fusil, oubliant que la stratégie gagnant-gagnant est notre meilleure chance de nous en sortir.

Samedi 4

L'état de santé de Boris Johnson se dégrade, il doit être hospitalisé. La leçon doit être amère pour lui. Trump et Bolsonaro devront-ils tomber malades avant de changer de politique ? Le manque d'empathie de ces politiciens me sidère.

En Europe, la situation évolue positivement, le nombre de morts quotidien baisse depuis quatre jours en Espagne, ce qui indique que le pic a été franchi. La tendance se confirme aussi en Italie alors qu'elle est encourageante en France. En Suisse, nous sommes au plus haut avec 75 victimes, mais à l'hôpital la courbe des admissions est à la décrue. De son côté, le Danemark annonce qu'il rouvrira ses crèches le 15 avril, et donc débutera son déconfinement.

Quand je rentre chez moi le soir, je découvre un paquet-cadeau avec des masques et des visières réutilisables fabriqués à l'aide d'une imprimante 3D par deux Genevois qui se proposent d'en livrer une dizaine par jour aux HUG. Leur carte manuscrite me touche, je suis ému par leur don, par leur démarche. Et si le monde était en train de changer ? Et si la fabrication locale d'équipements de protection était en train de naître d'elle-même ? Voilà un objectif pour après la crise. Généraliser le programme imaginé pour les formulations hydroalcooliques. Je ne vois pas d'autre solution pour assurer notre autonomie. Stocker des masques ou des blouses ne me paraît pas une bonne idée, parce qu'ils se périment et que les normes évoluent. Nous devons adopter des stratégies plus réactives, et d'une certaine façon être prêts à l'imprévisible.

Dimanche 5

Une journaliste me demande pourquoi j'aime autant communiquer[110]. Je lui raconte que c'est grâce aux conseils de Séverine quand elle travaillait aux HUG comme porte-parole et responsable de la communication. Son message : « Dis-le, dis-le vite et dis la vérité. » La journaliste me demande si on devra renoncer pour toujours à se serrer la main.

– Ah non ! Et on se fera de nouveau la bise ! Mais pas tout de suite...

À 10 heures, je retrouve la *task force* pour une réunion de travail. Les négociations vont bon train pour envoyer un avion en Chine récupérer du matériel médical. Pendant ce temps, les footballeurs du Servette de Genève rejoignent l'initiative Stop-Covid et font avec humour la promotion des gestes barrières[111].

On me demande ce que je pense des études évoquant la transmission du virus par aérosol et la proposition du CDC d'Atlanta de généraliser le port du masque[112]. J'en reste à ma position : le masque, c'est pour quand la distanciation physique est impossible.

— Pourquoi certains pays changent-ils d'avis ces derniers jours ?

— Il s'agit de décisions politiques, pas scientifiques.

Le monde serait plus simple sans les jeux de pouvoir. En France, le gouvernement s'en tenait à la logique épidémiologique, mais il se laisse entraîner vers la généralisation du port du masque, pour rassurer et démontrer qu'il agit. Parfois, il faut savoir ne rien faire et résister à la pression collective.

Lundi 6

Boris Johnson a été admis en soins intensifs. Au nom de l'OMS, Tedros avertit le public de réserver les masques aux soignants. Dans la presse, je déclare : « Des études ont montré que, chez des personnes souffrant d'un virus respiratoire et qui toussent ou crachent, le port du masque réduit l'émission de virus dans l'entourage proche. C'est pourquoi nous disons depuis longtemps à ces malades de mettre un masque ou un foulard devant le visage[113]. »

Je précise que quand on n'est pas malade et respecte la distanciation physique, on n'a pas besoin de porter de masque. Ma position est critiquée. On m'accuse de tenir ce discours parce que nous n'avons pas assez de masques alors que je reste fidèle à ma position : il n'y a aucun intérêt à porter un masque dans la rue, et même dans les espaces clos correctement ventilés où on peut maintenir la distanciation physique.

Suis-je trop sûr de moi ? Et si le virus était aéroporté ? Et si les asymptomatiques étaient de puissants propagateurs du virus ? Je réponds aux sceptiques qu'aucune évidence ne va en leur sens même si les articles se multiplient pour tenter de démontrer le contraire. Mais j'ai de bonnes raisons de penser que je n'ai pas tout faux.

Aux HUG, nous n'avons pris aucune précaution contre une éventuelle transmission par aérosol, en dehors de situations à risque pour les soignants. Les malades n'ont jamais été placés dans des chambres en pression négative. S'il y avait une forte transmission par aérosol, le virus se serait promené dans l'institution, nous aurions un grand nombre de contaminations nosocomiales, notamment chez le personnel, ce que nous n'observons pas alors que débute notre étude de prévalence sérologique. D'autre part, Dan et les services de santé publique notent que, dans les clusters familiaux, rarement l'ensemble des familles tombent malades, ce qui semble démontrer que le virus ne circule pas dans toute l'habitation comme ce serait le cas avec un virus se propageant par aérosol, tel celui de la rougeole.

Voici deux preuves empiriques : si transmission par aérosol il y a, elle est minime. Donc, le port systématique du masque ne réduira pas la propagation de l'épidémie, d'autant que trop sûrs d'eux, les porteurs de masque commettront des erreurs, cet inconvénient minimisant les bénéfices éventuels.

Il faut bien comprendre qu'il existe deux modes d'investigation en épidémiologie. Le premier consiste à effectuer des simulations en laboratoire. Par exemple, sélectionner des malades, les faire tousser ou ne serait-ce que parler, voir combien de temps les particules qu'ils projettent subsistent en suspension, puis estimer si ces particules véhiculent une charge virale suffisante pour être contagieuses, puis enfin vérifier qu'il y a contagion. À ce jour, personne n'a conduit cette démarche de manière convaincante. Que des particules contenant des bouts d'ARN de covid puissent être projetées ne fait aucun doute, qu'il y ait possibilité de contagion de longues minutes plus tard reste à démontrer.

Avec le second mode d'investigation, dit épidémiologique de terrain, on observe la situation réelle. C'est ce que nous faisons aux HUG en constatant que le taux d'infection du personnel est identique à celui de l'ensemble de Genève, alors que nous hébergeons une grande concentration de patients positifs, que nous n'avons pris aucune précaution contre une transmission par aérosol et que le personnel ne porte pas de masque dans la section verte de l'hôpital.

Avons-nous été inconscients ? Aurions-nous dû appliquer un principe de précaution maximal ? Non. Augmenter le confinement des patients est une procédure lourde, coûteuse en personnel et en ressources, qui nous aurait laissé moins de temps pour les soins. Par ailleurs, les données ne nous poussaient pas en ce sens. Je rappelle que le R0 du covid ne fait pas penser à celui d'un virus fortement transmissible par aérosol.

L'approche épidémiologique de terrain nous dit également que la transmission asymptomatique est sans doute minime. Dans les clusters familiaux, tous les membres d'une même famille sont rarement contaminés, ce qui suggère qu'isoler les malades aux premiers symptômes suffit probablement à enrayer la propagation. Si les asymptomatiques étaient très contagieux, ils auraient le temps de contaminer toute la famille avant la prise de conscience de la présence du virus.

Aujourd'hui, tout le monde se prétend épidémiologiste et spécialiste de la prévention des infections. Les gens parlent de ce qu'ils croient et non de ce qu'il est possible d'observer. Ils prônent une médecine magique avec excès, ignorant les effets délétères du port du masque. Surtout, ils négligent de parler de l'hygiène des mains, parce qu'ils n'ont pas encore saisi qu'elle était la clé de la bataille contre les infections.

J'enregistre une vidéo sur les risques associés au port du masque[114].

1/ À l'échelle du pays, il faut disposer d'assez de masques, sinon il y a des vols, de la spéculation, de mauvais produits circulent.

2/ Le port du masque nécessite de se frictionner les mains avant et après, puis il faut éviter de toucher le masque, ce qui est loin d'être facile. Le port du masque nécessite une éducation, sinon on peut s'infecter.

3/ Plus grave, les porteurs de masque se sentent rassurés et commettent des erreurs, alors que la distanciation physique reste un paramètre fondamental de même que l'hygiène des mains.

Suite aux commentaires parfois insultants sur YouTube, je prends conscience qu'une fois de plus de nombreuses personnes ne comprennent pas le rôle de l'hygiène de mains dans la prévention des infections. On me dit :

– Faut arrêter de nous infantiliser, on ne va pas mettre son masque après avoir jeté sa poubelle.

Le problème n'est pas dans ce genre de situation extrême, mais au quotidien, quand sournoisement on récupère un virus en ouvrant une porte par exemple, puis on met un masque et on s'infecte en voulant se protéger. En temps de pandémie, tout objet est susceptible d'avoir été contaminé, surtout dans les zones où on s'attarde.

Je me couche, il est plus de minuit, je suis lessivé.

Mardi 7

Après de multiples pressions politiques, la *task force* organise une réunion entre les services de santé, les HUG, les ministères et des acteurs de la société civile, notamment des entrepreneurs. C'est historique. Nous engageons toutes nos ressources pour construire un plan de déconfinement. Nous avons deux semaines pour l'écrire.

Si aux États-Unis le covid est désormais la troisième cause de mortalité, aux HUG et dans tous les hôpitaux suisses les signaux sont au vert avec des admissions à la baisse et des sorties en progression. Nous avons gagné la première bataille, mais il est important de ne pas le crier sur les toits, même si les données publiques le clament pour qui sait les lire. Dans la presse, je déclare qu'il est trop tôt pour penser déconfinement[115].

– On a fait bien, on a fait juste. Nous n'avons pas eu besoin d'un couvre-feu, ni d'avoir recours aux forces de l'ordre outre mesure. Mais les efforts doivent se poursuivre, car nous ne sommes pas au bout, pas du tout. Les chiffres continuent de monter, nous n'avons toujours pas atteint le sommet de la courbe épidémique et déjà certaines personnes, certains partis politiques ou certaines entités réclament un déconfinement à cor et à cri. On n'en est pas là. Si nous faisons le moindre écart lors de ce week-end de Pâques, l'épidémie flambera.

— Comment voyez-vous l'avenir proche ?

— Avant l'été, les écoles primaires et les crèches devraient rouvrir pour que les parents retournent au travail. Les grands rassemblements comme les matchs de foot reprendront en dernier.

— Nous allons devoir tirer les conséquences de cette crise. Quelles sont vos premières conclusions ?

— Le plus effarant, c'est que la mondialisation ait entraîné une telle catastrophe. Le fait par exemple que les masques soient en grande partie fabriqués en Chine a causé une pénurie à l'échelle du globe, qui a généré des actes de piraterie et de vandalisme.

Plus tard, à la télévision, j'explique à Darius Rochebin qu'il nous faudra 2,5 millions de masques par jour au moment du déconfinement[116]. Nous ne disposons pas d'une telle quantité. Il calcule qu'il en faudra 20 millions pour la France[117].

Mercredi 8

Trump critique l'OMS pour sa gestion de la crise et l'accuse de favoriser la Chine qui entame désormais son déconfinement. J'ai peur que cette pandémie ne débouche sur un conflit international.

Une étude génétique américaine montre que le virus circulait déjà à New York mi-février et qu'il a été importé depuis l'Europe, ce qui indique qu'il est parmi nous depuis au moins le début de l'année, peut-être avant[118].

Jeudi 9

Je souffle un peu ce matin. C'est une belle journée printanière. Je travaille au jardin. Il est sec et je remets en route l'arrosage automatique.

En chemin vers l'hôpital, je constate qu'il y a plus de monde dans les rues que d'habitude, ça m'inquiète. J'espère que la population a compris qu'on n'avait pas gagné la partie. À la radio, des intervenants ne semblent pas avoir saisi ce qu'est un confinement. Je vais devoir pousser un coup de gueule. Il est injuste que certains citoyens respectent les règles, y compris ceux qui habitent de petits appartements, et que d'autres se sentent tout permis.

Mais je suis optimiste. La Suisse sera un des pays confinés le moins longtemps, si on déconfine comme prévu fin avril. Heureusement que nous n'avons pas écouté les experts blogueurs qui ont voulu nous ridiculiser, clamant que j'avais dit d'énormes bêtises sur l'hydroxychloroquine. Ils admettront un jour que je n'avais pas tort, car ce que j'ai dit n'était pas de l'ordre de l'opinion ou de la croyance, mais le résultat de nos observations cliniques[119].

Il est étonnant d'être accusé d'une crasse ignorance en histoire des sciences par ceux-là mêmes qui sont prêts à sacrifier l'éthique médicale au nom de leur vérité autoproclamée[120]. Si nous avons mis en place les essais cliniques en double aveugle, c'est justement pour éviter les dérives observées par le passé, éviter que des médecins trop confiants ne maltraitent des malades sous prétexte de les soigner, au moyen de cures souvent présentées comme miracle. En médecine, la ligne droite n'est pas le plus court chemin. Durant une épidémie, on peut raccourcir les protocoles expérimentaux, mais on ne peut pas s'asseoir sur l'éthique. Mieux vaut peser le pour et le contre, expérimenter en prenant les risques en compte, plutôt que de foncer et de finir par nuire aux patients ne serait-ce qu'en leur vendant de fausses promesses, ou en misant sur une piste thérapeutique qui se révélera inutile, voire désastreuse. Faire marche arrière coûte alors très cher en temps et en vies humaines.

Un scientifique qui se respecte doit être capable de reconnaître ses erreurs. Il n'y a rien de mal à cela : Karl Popper nous a enseigné que la vérité scientifique n'existe pas et que toute théorie se révèle fausse un jour ou l'autre. J'espère que les promoteurs de traitements prometteurs, mais inefficaces, ou les critiques de telle ou telle mesure regarderont les évidences et feront leur *mea culpa*. En attendant, ils captent la lumière et se laissent griser, pendant que nous autres cherchons des solutions pragmatiques avec le seul objectif de sauver des vies.

En Angleterre, Boris Johnson quitte les soins intensifs. En France, un préfet réquisitionne les chasseurs pour veiller à ce que les Français n'enfreignent pas le confinement[121]. Nous ne sommes pas loin d'une milice populaire. On me parle de la montée en flèche de la délation, ce qui ne peut que réveiller des pratiques d'un autre temps. Les pseudo-experts nouvellement épidémiologistes entretiennent un climat pesant tout en défendant leurs thèses insoutenables et dont la réfutation m'occuperait à plein temps pour plusieurs vies.

En France, le Président Macron se rend à Marseille pour rencontrer le professeur Didier Raoult, désormais superstar, adulé par les foules, qui finaliserait une étude menée sur 1 000 patients traités avec l'hydroxychloroquine, selon un protocole douteux[122]. Quand Didier Raoult estime que l'efficacité de son traitement s'élève à 91 %, ça ne veut pas dire grand-chose, tant qu'on ne connaîtra pas la typologie de ses patients, mais les gens par dizaines de milliers signent des pétitions pour exiger la généralisation de son traitement comme s'ils étaient tous des scientifiques chevronnés. Macron n'est-il pas en train de céder à la pression populaire ? Nous avons quitté le champ de la médecine et de la recherche pour entrer dans celui du spectacle. On devrait croire à Raoult ou ne pas y croire, sans alternative possible, surtout sans se donner le droit d'en revenir aux faits. Peut-être faut-il rappeler une fois de plus que le taux de mortalité du covid est au plus de 1 % et que donc guérir 91 % des patients ne serait pertinent que s'ils étaient tous réellement malades, et non pas seulement positifs.

Vendredi 10

C'est officiel, les pharmaciens suisses peuvent s'approvisionner gratuitement en solution hydroalcoolique grâce à Givaudan et à de généreux donateurs.

Une étude en prépublication annonce que le R0 serait de l'ordre de 5,3, soit supérieur à celui de 2,5 initialement constaté en Chine[123]. Si cette évaluation est validée, la possibilité d'une immunité collective s'éloigne, plus de 80 % de la population devant au préalable être infecté.

Pour aider à circonscrire les clusters après le déconfinement, Google et Apple travaillent ensemble à une application ouverte de *contact tracing*. J'ai peur qu'une telle technologie soit un risque pour les libertés individuelles, non pas aujourd'hui, mais demain, quand elle pourra être détournée au profit d'usages pour lesquels elle n'a pas été pensée. Je n'ai aucune opposition de principe à de telles applications, à condition que nous nous assurions qu'elles garantissent la confidentialité absolue, ce qui exigera un temps de validation que nous n'avons pas. En attendant, je crois que nous sommes à titre individuel capables d'établir un système de prévention efficace. Nous mettre en quarantaine au premier symptôme, nous faire tester à partir du moment où les réactifs sont disponibles, avertir nos contacts.

À mon tour de participer à l'enquête de sérologie auprès des soignants. Une infirmière vient me faire la prise de sang. Ce serait plus simple si j'avais des anticorps, si j'avais été malade. Séverine, mon frère, sa famille, Patrick Chappatte... et je continue de tousser, mais rien.

François, Laurent et moi rendons visite au médecin cantonal, qui répond favorablement à notre demande de créer une cellule cantonale pour gérer le déconfinement à Genève. Nous retrouvons Blaise Matthey, le patron des patrons, un spécialiste de l'économie suisse et romande. Je suis très optimiste, nous travaillerons main dans la main, la santé sera prioritaire, mais nous ferons en sorte que la vie reprenne son cours habituel au plus vite.

Samedi 11

Je sors de la séance des chiffres de 8 heures. Tout continue d'aller au mieux. On a décidément gagné la première manche. Pendant que mon équipe gère le quotidien, je m'occupe des urgences, notamment faire revenir à l'hôpital les patients avec des maladies chroniques. Nous devons rouvrir des secteurs de soin comme la chirurgie semi-élective, qui jusqu'ici tournait au ralenti.

Je m'aperçois que peu de choses ont été publiées à propos des plans de déconfinement. Personne n'a jamais pensé à de tels scénarios parce que personne n'avait envisagé de confiner des pays entiers. J'étudie avec attention le plan autrichien, le premier pays européen à annoncer le sien[124].

Étape 1 : le 14 avril, réouverture des commerces de proximité.

Étape 2 : le 1er mai, réouverture de tous les commerces ; fin de la limitation des déplacements.

Étape 3 : le 15 mai, réouverture des bars, des restaurants, des écoles ; l'enseignement supérieur se poursuit en ligne ; les manifestations culturelles et sportives ainsi que les rassemblements publics restent interdits jusqu'à nouvel ordre.

En soirée, je participe pour la seconde fois à l'émission d'actualité humoristique *120 minutes*[125]. Vincent Veillon me surnomme « le Georges Clooney des infectiologues suisses ». Il me demande si je m'attendais à ce que la Suisse soit aussi secouée par la crise.

— Non, même si on avait vu ce qui s'est passé en Chine, puis en Italie.

— Qu'est-ce qui vous a étonné ?

— Au départ, contre toute attente, les Suisses ont été très peu disciplinés, en revanche, à partir du semi-confinement, ils ont bien respecté les consignes.

Nous parlons du nombre de cas réel par opposition aux cas détectés. J'explique que nous y verrons plus clair avec l'étude sérologique qui a commencé sur une cohorte de Genevois suivie par les HUG depuis une vingtaine d'années. Nous évoquons l'immunité de groupe.

— La plupart des adultes de plus de vingt ans ont des anticorps contre les quatre familles de coronavirus avec lesquelles nous cohabitons habituellement. On postule qu'il en ira de même pour le covid dans quelques années, mais on aura peut-être un vaccin bien plus tôt.

Vincent Veillon me demande si je suis certain que nous pourrons un jour nous refaire la bise.

— Oui, quand l'immunité collective couvrira environ 50 % de la population.

Au sujet du déconfinement, je confirme que les coiffeurs seront les premiers à rouvrir, parce qu'il leur suffira d'appliquer les mêmes consignes que les soignants.

Si la situation s'améliore chez nous, ce n'est pas le cas aux États-Unis qui compte désormais plus de victimes que l'Italie.

Dimanche 12

Je me réveille peu après 4 heures afin de boucler la première esquisse du plan de déconfinement que je dois envoyer dans la journée à Blaise Matthey pour qu'il ajoute le point de vue des patrons.

Le Boeing 777 de Swiss affrété à prix coûtant par la *task force* revient de Chine avec 5 millions de masques chirurgicaux. Les amis m'envoient des photos où on voit les sièges passagers bourrés de cartons.

Le pape François donne sa bénédiction *urbi et orbi* dans une basilique Saint-Pierre déserte. C'est impressionnant, d'une solennité incroyable. Le pape a bien raison de prier pour les 100 000 victimes du covid.

Je suis ébranlé quand je vois les images du désastre de Guayaquil, la ville portuaire équatorienne où le virus a déjà décimé 800 personnes[126]. Je reconnais l'hôpital central, que j'ai plusieurs fois visité, parce qu'il a reçu le Hand Hygiene Excellence Award qui, depuis 2010, célèbre les institutions exemplaires dans la prévention des infections[127]. S'ils sont aussi durement touchés, je n'ose imaginer ce qui se passe ailleurs dans le pays, et dans les pays voisins.

Lundi 13

Je poursuis le travail sur le plan de déconfinement avec mes collègues, notamment avec François Chapuis, Frédérique Jacquérioz et Mo Abbas, qui reprend les courbes, analyse leur progression pour nous projeter vers l'avenir. Nous imaginons des signaux d'alerte au cas où les hospitalisations ou la mortalité repartiraient à la hausse. Maintenant que nous connaissons mieux l'épidémie, nous serons capables de réagir au moindre frémissement pour empêcher la survenue d'une seconde vague, du moins nous l'espérons.

Il ne s'agit pas seulement de donner des dates pour le déconfinement, mais de penser sa mise en œuvre, avec des stratégies de prévention secteur par secteur de l'économie, ce à quoi le gouvernement n'est pas préparé. C'est un énorme boulot. Il faut faire en sorte qu'un maximum de personnes puisse se rendre au travail sans créer des télescopages qui compliqueraient la distanciation physique. Nous devons étaler les horaires.

Les conservateurs néolibéraux m'exaspèrent. Selon eux, il faudrait reprendre l'économie coûte que coûte, quitte à avoir des morts supplémentaires. On s'arrache les tripes pour trouver des solutions et ils ne songent qu'à leurs intérêts immédiats. Leur attitude est criminelle. Sous prétexte que nous sommes scientifiques, nous serions déconnectés des réalités et défendrions des positions intégristes.

Ces attaques me font mal quand je pense à Florian dont la petite entreprise n'a plus de boulot. Sur Twitter, je critique l'anti-européen Christoph Blocher qui nous explique comment mettre le masque et a tout faux, entre autres parce qu'il oublie l'hygiène des mains. J'espère que je ne regretterai pas ce tweet demain lors de ma vidéoconférence avec Ueli Maurer, notre conseiller fédéral en charge du département des finances, du même bord politique que Christoph Blocher.

J'envoie notre plan à Alain Berset et à Daniel Koch, pour qu'eux aussi l'aient en main à l'échelle fédérale, ce qui leur permettra d'exercer une pression locale. Je joue au billard à cinq bandes. C'est un moment important pour la Suisse. On sortira magnifiquement de la crise si on coopère, mais on replongera en enfer si les politiques n'en font qu'à leur tête. Alain Berset a toutes les cartes en main pour défendre mercredi le plan devant les six autres conseillers fédéraux, dont Maurer en premier, puisqu'il y a toujours ce débat entre la santé et l'économie.

Nous travaillons également au redéploiement des HUG, de telle façon que l'institution retrouve peu à peu son fonctionnement normal. Lors d'une interview, j'affirme que nous ne connaîtrons pas un scénario à l'italienne[128]. En France, Emmanuel Macron prolonge le confinement jusqu'au 11 mai. Il déclare : « Étions-nous prêts pour faire face à cette crise ? À l'évidence, pas assez[129]. »

En Espagne, le gouvernement autorise la reprise du travail dans certaines régions, mais les lieux publics resteront fermés au moins jusqu'au 26 avril.

En synthèse de nos échanges à l'OMS, Tedros publie six recommandations pour un déconfinement réussi[130].

1/ La transmission est sous contrôle (Rt inférieur à 1).

2/ Il est possible de tester à grande échelle et de circonscrire les clusters.

3/ Les mesures de prévention sont en place dans les environnements accueillant des personnes à risque.

4/ De telles mesures sont également déployées dans les écoles, les bureaux, les commerces...

5/ Des mesures aux frontières permettent de limiter l'importation de nouveaux cas.

6/ Le public a été correctement éduqué aux gestes barrières, à la distanciation physique, à la friction hydroalcoolique, au port du masque.

À la télévision, j'explique à Darius Rochebin qu'un flacon de 100 ml de formulation hydroalcoolique revient à 1 euro et que, tant que les prix publics ne dépassent pas 3 euros, c'est raisonnable[131].

— Il y a donc des profiteurs ?

— Oui, quand certains vendent les flacons à 9 euros, surtout quand il s'agit de la formule offerte à l'OMS.

En France, le nombre quotidien de morts ainsi que le nombre de malades en réanimation est à la baisse depuis une semaine, ce qui indique avec une quasi-certitude que le pic épidémique a été franchi, même si le gouvernement ne le clame pas sur tous les toits, de peur que les Français ne se relâchent.

Mardi 14

L'OMS avoue ne pas savoir si les anticorps des anciens malades les protègent durablement contre une réinfection, ce qui compliquerait l'acquisition d'une immunité de groupe[132], mais Laurent reste plus optimiste.

Trump annonce que les États-Unis cessent temporairement de financer l'OMS et accuse la Chine de nous avoir caché des informations cruciales. Voilà une mauvaise nouvelle, alors que l'organisation manque déjà cruellement de moyens depuis la crise financière de 2008-2009.

La chef du FMI déclare que nous traversons la pire récession depuis 1929.

Échange téléphonique avec le conseiller fédéral Ueli Maurer. Je lui explique que le déconfinement doit s'effectuer de manière progressive pour éviter des excès de densité de population, ce qui implique d'échelonner la reprise économique. Je lui répète que sans santé il n'y a pas d'économie. Il est très attentif, me pose des questions pertinentes, qui me laissent penser qu'il a entendu mes arguments.

Mercredi 15

Au moment où Alain Berset entre en séance du Conseil fédéral qui se réunit à huis clos, Daniel me téléphone :

– Je le laisse maintenant seul convaincre les six autres conseillers pour qu'ils décident de notre avenir.

Le directeur du CDC suppose qu'une vingtaine d'États américains pourront se déconfiner à partir du 1er mai comme annoncé par Trump. Rien dans les chiffres n'encourage un tel optimisme.

En France, le nombre d'hospitalisations commence sa décrue. Toujours en France, Amazon est contraint de fermer ses entrepôts parce que les mesures prises pour protéger les salariés seraient insuffisantes[133]. Reste que depuis le début de l'année, le titre de la société de Seattle a atteint son plus haut historique, avec une progression de 22,5 %. Le covid ne fait pas le malheur de tous. Le capitalisme a toujours réussi à prospérer en temps de crise. Peut-être qu'il a même besoin des crises, comme l'a théorisé Naomi Klein dans *La Stratégie du choc*[134]. Voilà une raison de plus de développer l'économie de paix pour contrebalancer l'économie prédatrice.

Après l'Autriche hier, le Danemark commence son plan de déconfinement, en ouvrant les crèches et les classes primaires, ce qui est une bonne décision, car les enfants, même s'ils peuvent porter une forte charge virale, sont peu malades et peu contagieux. Nous commençons à comprendre pourquoi : le récepteur ACE2 nécessaire à l'entrée du virus dans l'organisme mature probablement avec les hormones sexuelles.

Par ailleurs, les premières études épidémiologiques semblent démontrer que la contagiosité des enfants est faible. Dans les nombreux clusters familiaux analysés, les adultes ont le plus souvent contaminé les enfants et non l'inverse. En attendant d'avoir des certitudes, il faut bien vivre, et l'art de gouverner comme de soigner est de pondérer le pour et le contre, et parfois de prendre des risques mesurés.

Quant à elle, Angela Merkel annonce la réouverture des boutiques de petite et moyenne taille, mais les écoles resteront fermées jusqu'au 4 mai.

Je suis toutes ces déclarations et les compare à celles que nous publierons demain.

Jeudi 16

Alain Berset annonce notre plan[135].

Phase 1 : le 27 avril, les hôpitaux retrouvent leur fonctionnement habituel ; les coiffeurs, les kinésithérapeutes et les masseurs rouvrent, ainsi que les jardineries, les fleuristes, les magasins de bricolage. Toutes les activités où on peut respecter les gestes barrières et la distanciation physique reprennent, avec le port du masque si nécessaire, même si pour l'instant les stocks sont réduits. Les contacts intergénérationnels, notamment avec les plus âgés, doivent rester limités dans le strict respect des règles de prévention.

Phase 2 : le 11 mai, c'est au tour des écoles primaires, des autres boutiques et des marchés.

Phase 3 : le 8 juin, les autres écoles et les universités rouvrent ainsi que les musées, les bibliothèques, les zoos, les restaurants, les bars. Les interdictions de rassemblement seront alors assouplies.

Au cours de son allocution, Berset lâche une phrase merveilleuse qui résume bien la situation : « Nous souhaitons agir aussi vite que possible, mais aussi lentement que nécessaire. »

Gros stress du côté de la *task force*. Cinq millions de masques attendent dans la zone aéroportuaire de Shanghai, mais nous hésitons à envoyer notre avion les récupérer car la réglementation chinoise vient de changer et exige qu'avant expédition, les marchandises soient vérifiées du côté des centres de production. Des dizaines de coups fils sont échangés durant la nuit avant que l'avion ne décolle.

Vendredi 17

Après la cellule de crise des HUG, je demande aux chefs de service de rester un moment avec moi et je suis obligé de leur passer un savon parce que leurs équipes continuent à pratiquer une médecine de guerre, alors que ce n'est plus de circonstance. Il n'est plus question de s'équiper le matin et de garder le même équipement jusqu'à midi. Il faut se changer entre les patients pour éviter que des germes passent des uns aux autres.

De même, il n'est plus question de se surprotéger, car ainsi habillé on se sent trop en sécurité et néglige la sécurité des patients. Nous observons des complications que nous ne devrions pas voir. Hier, Stephan et Mo ont envoyé un message pour tirer la sonnette d'alarme et organiser une réunion, et personne n'a réagi, ce qui m'a rendu furieux. Si moi-même j'avais signé ce message, les réponses auraient suivi dans la foulée. Tout ça parce que Stephan et Mo ne sont pas chefs de service alors que Stephan pourrait l'être depuis des années dans n'importe quel autre hôpital et que Mo a déjà une stature internationale.

Dans la presse, on me demande si le covid est mon allié pour faire de l'hygiène des mains une priorité pour tous[136].

« Un allié, je ne sais pas, je ne l'ai pas désiré ! Ce qui est sûr, c'est qu'il contribue à sensibiliser la population générale et à mobiliser les soignants. »

Nous assistons à la chute des États-Unis où Trump supporte les anticonfinements dans ses tweets[137]. Une telle attitude ne peut qu'être délétère. Gagner la partie contre une pandémie exige le travail de tous. Si le chef de l'État mine cet effort collectif, le pays court à la catastrophe.

J'ai rendez-vous avec Zep qui prépare un poster pour faire la promotion des mesures de prévention. Je propose, il dessine.

La *task force* diffusera ce poster en achetant un espace publicitaire dans la presse.

Samedi 18

L'OMS sponsorise un programme de variété avec des stars confinées chez elle. Cette initiative ne nous aide en rien à lutter contre la pandémie, elle ne fait que montrer que les stars aussi sont confinées, mais dans un cadre que la plupart des confinés ne peuvent même pas imaginer. Je pense que l'OMS a mieux à faire et que si les stars veulent s'investir, elles peuvent faire la promotion des gestes barrières.

Le gouvernement espagnol reporte le déconfinement au 9 mai, mais autorisera les enfants à sortir de chez eux à partir du 27 avril.

Je regarde plusieurs fois une vidéo hilarante où on voit le ministre français de la Santé Olivier Véran déclarer : « C'est le confinement qui provoque la circulation du virus[138]. » En vérité, cette phrase a été citée hors contexte[139], mais que ça me fait du bien de rire !

Dimanche 19

On me propose de travailler avec le gouvernement genevois. Lors de notre réunion dominicale, mes amis de la *task force* me conseillent de garder mon indépendance. Après tout, depuis le début de la crise, tant bien que mal nous réussissons à faire bouger les choses.

Ils m'expliquent que désormais ils ont pour objectif d'acheter une machine pour fabriquer des masques. Ils ont pris conscience que nous commandions en Chine par habitude, sans que personne ait jamais évalué la rentabilité de cette chaîne d'approvisionnement. Il s'avère que fabriquer en local revient moins cher tout en sécurisant l'approvisionnement. Avant la crise, les HUG achetaient un masque FFP2 1,30 euro, aujourd'hui, au plus fort de la crise, 6,50, mais on peut les produire pour 0,5 et ce prix baissera à l'avenir. La *task force* remettra la machine à une fondation à but non lucratif employant des personnes marginalisées, qui gérera et pérennisera la fabrication.

Après le *greenwashing*, je découvre le *covidwashing* : une chaîne de restauration à emporter offre des masques lavables à ses clients. Demain, les masques estampillés avec les logos des plus grandes marques pulluleront. Tout devient covid compatible. Je suis persuadé que les promoteurs de ces campagnes ne prennent pas conscience de l'incongruité de leurs comportements, ce qui est en soi affligeant. Les libéraux économiques défendent l'idée que chacun doit pouvoir disposer de sa propre morale, postulat impraticable quand nous sommes tous sur le même bateau – et que celui-ci menace de couler. À la suite d'Orwell, je pense que nous avons besoin d'une *common decency*, d'une décence *ordinaire*, ou même d'une délicatesse ordinaire, car nous sommes tous égaux face à la maladie.

Lundi 20

Réunion dans la vieille ville, salle du Conseil d'État. Nous discutons du déconfinement et je milite pour la reprise des écoles primaires. Je sens des sensibilités fort différentes, la conseillère d'État en charge de l'éducation étant réticente de peur de froisser les enseignants, sa secrétaire générale me remerciant parce qu'elle a pris conscience de la fracture sociale provoquée par l'interruption des cours.

Mardi 21

Le second Boeing 777 de Swiss affrété par la *task force* revient de Chine avec de nouveau 5 millions de masques, des médicaments et 400 pousse-seringues, après que l'équipage a dormi à bord pour éviter d'être mis en quarantaine à Shanghai. L'avion s'amuse à survoler Genève pour fêter cette victoire.

Tout le monde est fou de joie. Nous éprouvons un sentiment de solidarité et de fraternité.

À 14 heures, je donne un webinaire OMS où je raconte comment aux HUG nous avons lutté avec succès contre le covid[140]. Je n'ai plus le temps d'assister aux cellules de crise journalières de l'hôpital où Stephan me remplace désormais.

L'Institut Pasteur estime que seulement 6 % des Français ont été infectés et que le taux de mortalité est de 0,5 %[141]. Encore une fois, nous avons la démonstration que l'immunité collective est lointaine. Fadela Chaib, la porte-parole de l'OMS, répète que le covid est issu des chauves-souris et non d'un laboratoire, contrairement à ce que clame Trump.

Sur le compte Twitter de Darius Rochebin, je résume pourquoi il faut porter un masque, même de fortune, quand on ne peut pas respecter la distanciation physique : « Je porte un masque pour te protéger. Tu portes un masque pour me protéger[142]. »

Mercredi 22

Le gouvernement anglais indique que le nombre réel de décès dans le pays est deux fois supérieur à celui annoncé, ce qui nous donne un des scores les plus macabres en Europe et démontre que plus on tarde à agir, plus on le paye cher.

Rétrospectivement, on découvre qu'une patiente californienne qui n'avait pas voyagé est décédée du covid le 6 février, après être tombée malade fin janvier, ce qui confirme que le virus circulait sur tout le continent américain depuis plusieurs semaines déjà[143].

Jeudi 23

Trump s'enfonce en suggérant que nous devrions nous injecter des désinfectants dans les veines pour nous débarrasser du covid. Cet homme est irresponsable. Il nous fait du mal. Son administration refuse de soutenir l'initiative franco-allemande de financement de la recherche d'un vaccin accessible pour tous.

Dans *Le Parisien*, je rappelle : « L'exposition entre les personnes doit être prolongée, pendant plusieurs minutes au moins, pour qu'une contamination survienne. Embrasser un ami porteur du covid ou lui toucher l'épaule, ce n'est pas la même chose. Si vous entrez en contact avec les muqueuses d'une personne contaminée, le risque est bien plus élevé qu'un simple geste sur l'épaule, la main ou le coude[144] . »

Vendredi 24

Dans une vidéo drolatique, l'humoriste Claude-Inga Barbey joue sœur Emmanuella et s'adresse au Messie Pittet grâce à qui les oiseaux reviennent dans les villes : « Comme il est très occupé, il peut pas toujours répondre à tes prières, alors il demande à saint Darius de propager sa parole dans toute la Suisse[145]. »

Certains gouvernements envisagent de donner des passeports d'immunité aux anciens malades, les autorisant à ne pas respecter les règles de confinement. Un tel passeport serait discriminatoire, poussant peut-être des personnes à tomber malade rien que pour l'obtenir. Nous n'avons pas besoin de ça.

Au sujet de la reprise éventuelle du foot en juin, je déclare :

– Dès la reprise des entraînements, les joueurs auront des contacts entre eux, donc ils ne pourront plus respecter la distanciation physique et certains seront contaminés et devront être mis en quarantaine[146].

Samedi 25

Quand j'arrive à l'hôpital, je tombe sur une patiente nerveuse qui croit être positive, qui pose et remet sans cesse son masque en criant, avec des infirmières bienveillantes autour d'elle. Je file directement à la salle des chiffres et la trouve fermée, preuve que la situation fait plus que s'améliorer.

Une photo glaçante de la morgue géante de Rungis circule sur Twitter, avec des alignements de cercueils[147]. L'Italie reprendra ses activités économiques le 4 mai, même si les écoles ne rouvriront pas avant la rentrée de septembre.

Une équipe française propose d'effectuer des angioscanners systématiques pour détecter très tôt les embolies pulmonaires dont souffrent une partie des patients covid hospitalisés, ce qui permettrait de les traiter avec des anticoagulants, réduisant les risques d'aggravation, par là même évitant des intubations. Nous avons nous-mêmes limité ces procédures invasives trop souvent pratiquées inutilement. Plus le temps passe, mieux nous soignons les malades, même en l'absence de traitement *ad hoc* et la mortalité continue de baisser.

Une équipe de chez Rolex vient dans mon bureau pour tourner une vidéo où j'explique à l'industrie horlogère comment reprendre le travail. J'insiste sur les cafétérias, sur les moments où porter le masque, et bien entendu sur l'hygiène des mains à bon escient.

Dimanche 26

En Allemagne, mon ami Christian Drosten reçoit des menaces de mort depuis qu'il a préconisé très tôt le confinement, évitant selon lui au moins 50 000 victimes[148]. Je juge ces attaques inacceptables. C'est un gars extraordinaire, généreux, courageux et on vient le persécuter parce qu'il défend son pays et en fait un exemple pour le monde. Christian est devenu la cible des anticonfinements.

Lundi 27

C'est le grand jour. Il est 7 heures quand j'approche de l'hôpital et il y a déjà beaucoup plus de monde dans les rues que ces dernières semaines. La réouverture des coiffeurs, des kinésithérapeutes, des masseurs et des tatoueurs ne justifie pas cette suractivité de bon matin.

Nous en sommes à 3,9 morts par million d'habitants, sensiblement au même niveau que lorsque l'Autriche et l'Allemagne ont entamé leur déconfinement. À titre de comparaison, la France en est à 6,4 morts par million et approche aussi du seuil de déconfinement, que nous pouvons sans doute placer empiriquement sous les 4 morts par million d'habitants. Sachant que la mortalité est en retard d'un mois sur les contaminations, on peut en déduire que la situation épidémique est alors calmée.

D'après les données de l'Insee, la France confirme une surmortalité de 24 % en mars et avril par rapport aux années précédentes, preuve que le virus a fait des dégâts, contrairement à ce que clament les anticonfinements[149]. Les données pays par pays et semaine par semaine montrent que durant la première semaine d'avril, la surmortalité est montée à 66 % en France pendant qu'en Suisse, nous étions à plus 45 %, en Italie, à plus 60 %, en Espagne, à plus 134 %, le record revenant à l'Équateur avec plus 242 %[150]. L'épidémie se déplace et fait des ravages en Amérique du Sud désormais.

Sur RTL, je déclare au sujet des écoles[151] :

– À partir du moment où la courbe épidémique est stable vers le bas, il faut bien entendu se décider pour rouvrir.

J'explique qu'un déconfinement doit se faire par étapes pour que la densité de population augmente progressivement, le temps que les mesures de distanciation physique montent en puissance. Je défends la réouverture des écoles, sujet très polémique en France. Pour préparer la rentrée en Suisse, j'ai un coup de fil avec Zep.

Pour les collèges et lycées, c'est une autre histoire. La distanciation physique doit y être rigoureuse. Pour les transports en commun, la même règle s'impose, le port du masque n'étant qu'un dernier recours.

Aux HUG, les activités ambulatoires, chirurgicales et interventionnelles reprennent progressivement. Aux entrées, on initie les patients et les visiteurs à la friction hydroalcoolique et au port du masque.

La phrase désormais culte d'Alain Berset, « Agir aussi vite que possible, mais aussi lentement que nécessaire », se retrouve sur des tee-shirts vendus pour financer l'association caritative La Chaîne du bonheur, qui depuis le début de la crise aide les plus démunis[152].

Mardi 28

À 10 heures, je tiens à être le premier client chez mon coiffeur. J'en profite pour tester son degré de préparation et constate que tout a été parfaitement organisé.

En France, l'Assemblée nationale vote le plan de déconfinement présenté par le gouvernement. À partir du 11 mai, les Français pourront s'éloigner jusqu'à 100 kilomètres de chez eux, le port du masque sera obligatoire dans les transports publics, les commerces et les écoles rouvrent, la réouverture de ces dernières devant s'effectuer progressivement, sans que cela soit bien précis, et donc j'imagine que cela ne se passera pas en douceur. La liberté de mouvement complète sera rétablie début juin. Les bars et les restaurants ouvriront plus tard. La crise covid aurait coûté entre 600 et 900 millions d'euros aux hôpitaux français[153]. Pour couronner le tout, le moral des Français serait au plus bas[154]. Peut-être n'est-ce pas surprenant ? Ne faudrait-il pas responsabiliser davantage les citoyens ?

En fin d'après-midi, quand je quitte l'hôpital pour me rendre au studio de France 24, je me retrouve dans un bouchon, ce qui démontre un grand relâchement, et je vais devoir jouer au gendarme dans les médias.

Chez nos voisins français, les autorités sont accusées d'avoir pratiqué peu de tests. Le pays se classe en trentième position parmi les trente-cinq pays étudiés par l'OCDE[155]. Avec plus de tests, la France aurait mieux circonscrit ses clusters initiaux et mieux traversé la phase 1 de l'épidémie. Nous-mêmes en Suisse aurions aimé faire mieux, nous classant en treizième position, mais nous ne pouvions pas inventer les réactifs que nous n'avions pas. Le passé est le passé. Pour tous les pays, il est désormais vital de démultiplier la capacité de test pour affronter le déconfinement.

Mercredi 29

Gilead Sciences clame que le Remdesivir, son antiviral, se montre efficace contre le covid. Trump est si prompt à applaudir que j'ai envie d'être méfiant, d'autant que les données qui circulent ne sont guère brillantes, ce traitement ne réduisant en rien la mortalité, mais seulement la durée d'hospitalisation.

En Allemagne, Christian Drosten publie une étude affirmant que les enfants sont aussi contagieux que les adultes, contredisant la plupart des autres études. Laurent et moi ne sommes pas convaincus. Nos services de santé publique sur le terrain n'observent pas une forte contagiosité des enfants et contredisent cette théorie.

Tedros défend l'OMS en disant que l'organisation a averti le monde rapidement, ce qui a été le cas, puisque la première annonce date du 31 décembre 2019, soit avant même que les lanceurs d'alerte préviennent la population chinoise[156]. Ensuite l'OMS a souffert de son manque de moyens et d'indépendance ainsi que de son incapacité à coordonner une réponse globale.

Jeudi 30

Au moment où le déconfinement se dessine un peu partout en Europe, j'analyse rapidement la première phase de la crise, un travail rendu possible parce que de nombreux sites agrègent les statistiques mondiales et nous aident à les visualiser graphiquement.

Tout d'abord, il faut poser un repère à partir duquel effectuer des comparaisons entre pays, l'épidémie ne commençant pas partout en même temps. Je fixe par commodité l'origine au jour symbolique où un pays cumule 1 mort par million d'habitants. En Europe, sur les dix premiers jours de la crise, l'Espagne et la Belgique voient la plus vive flambée, atteignant le score de 26 morts par million d'habitants, viennent ensuite les Pays-Bas (22), l'Italie (18) et la Suède (17). La France, la Suisse et l'Angleterre sont au milieu du peloton avec 14. L'Autriche (12), le Danemark (11) et l'Allemagne (10) ont le moins de victimes rapportées à la population. Ces données peuvent être pondérées en fonction de la précocité de l'épidémie dans les différents pays. On obtient un indice de flambée grâce auquel nous pouvons classer les pays, l'Allemagne étant le pays le moins touché au départ, l'Italie, le plus touché[157] :

1/ Allemagne (23 %) ;
2/ Danemark (27 %) ;
3/ Portugal (30 %) ;
4/ Autriche (30 %) ;
5/ Suède (34 %) ;
6/ Angleterre (40 %) ;
7/ Suisse (43 %) ;
8/ France (45 %) ;
9/ Pays-Bas (63 %) ;
10/ Belgique (70 %) ;
11/ Italie (95 %) ;
12/ Espagne (100 %).

Comme avec un incendie, plus le feu commence tôt et fort, plus il est difficile de l'arrêter. On ne peut accabler les différents gouvernements pour ce qui s'est produit durant cette période initiale. Une partie de l'épidémie s'est jouée dans l'ombre, déjà en janvier, pour l'essentiel en février. Je rappelle qu'il faut compter environ un mois entre une contamination et un décès. Les dix premiers jours nous disent la force initiale de l'épidémie. On ne peut juger de la qualité de la gestion de la crise qu'en prenant en compte cet élément. Plus la flambée est violente au départ, plus il est compliqué de la combattre. Sans la moindre mesure sanitaire, les courbes épidémiques devraient diverger, dessinant un éventail, avant d'atteindre leur pic et de retomber. Mais si on regarde ce qui se passe un mois plus tard, alors que le confinement commence à porter ses fruits sur la mortalité, on constate que la situation évolue, notamment si on compare le facteur multiplicatif du nombre de victimes[158] :

1/ Autriche (5 fois plus) ;
2/ Portugal (6 fois plus) ;
3/ Danemark (7 fois plus) ;
4/ Allemagne (8 fois plus) ;
5/ Pays-Bas (11 fois plus) ;
6/ Suisse (13 fois plus) ;
7/ Suède (15 fois plus) ;
8/ Espagne (17 fois plus) ;
9/ Italie (18 fois plus) ;
10/ France (22 fois plus) ;
11/ Belgique (23 fois plus) ;
12/ Angleterre (24 fois plus).

Des pays descendent dans le classement, indiquant qu'ils ont été moins habiles dans la gestion initiale de la crise : la France, la Suède, la Belgique et surtout l'Angleterre, qui plonge. Au contraire, des pays remontent : l'Italie, l'Espagne et surtout les Pays-Bas. Il s'agit bien sûr de mouvements relatifs : si un plonge, un autre remonte, ce qui permet de comparer la dynamique épidémique dans les différents pays et non de tirer des enseignements définitifs.

À l'avenir, nous ne devrons jamais oublier deux règles :

1/ nous fier aux données scientifiques avérées ;

2/ agir au plus vite, sans crainte d'agir pour rien. Quand un pays avec lequel nous entretenons des échanges atteint le seuil de 1 mort par million d'habitants, c'est un signal d'alerte pour tous ses partenaires intriqués dans l'écheveau de la mondialisation.

En février 2020, nous n'avions pas encore pris conscience que nous appartenions tous au même monde. J'espère que c'est chose faite, et qu'ainsi nous serons capables d'enfin penser ensemble aux problèmes globaux. Pour mémoire, la Chine a franchi le score de 1 mort par million d'habitants le 13 février. C'était le seuil de non-retour pour la planète. Moi-même je n'ai pas été assez rapide.

Mai 2020
Le moyen n'est pas le but

Vendredi 1er

Trump déclare que l'OMS est une agence de propagande chinoise[159]. Il est incapable d'assumer sa propre responsabilité dans le désastre qui frappe son pays. Il met en pièces la coopération internationale. Peut-être est-il en train de nous faire plus de mal que le covid.

J'ai envie de prendre son contrepied en tout. Il est obsédé par la reprise économique comme certains chefs de guerre sont obsédés par la reprise des combats. N'oublions pas l'horreur de la grippe espagnole. En 1918, les gouvernements français, allemand et américain ont délibérément caché que l'épidémie ravageait leurs troupes.

Samedi 2

En France, Olivier Véran prolonge pour deux mois l'État d'urgence sanitaire. Les Espagnols peuvent enfin sortir de chez eux après quarante-huit jours de confinement strict.

En passant devant la patinoire des Vernets, je suis choqué de découvrir la file d'attente pour l'aide alimentaire distribuée par la Caravane de la Solidarité en partenariat avec les HUG et MSF. Je suis à Genève, pas dans un bidonville de Rio ! Le covid a fait basculer des gens dans la précarité. De nom-breuses familles ont demandé à leur personnel de maison de ne plus venir travailler le temps du confinement, sans leur verser d'indemnités, et pour ce personnel cela crée un problème humanitaire. Chez moi, dans ma ville. Un petit virus nous ébranle. Son faible taux de mortalité est presque une chance, un signal d'alarme : si nous ne repensons pas de fond en comble nos modes d'organisation et de répartition des richesses, nous courons à la catastrophe, même à nos portes.

Un journaliste me demande dans quelle proportion le Rt a baissé durant le confinement[160].

– Selon les évaluations de l'Imperial College de Londres, le Rt était autour de 3,8 en Suisse au début de l'épidémie. Lorsqu'on a interdit les grands rassemblements, il a chuté autour de 2. Maintenant, il avoisine 0,6. Un bon signal, car on teste beaucoup plus et, quand on teste plus, on découvre davantage d'infections et le Rt s'élève.

– On nous a d'abord déconseillé les masques. Pourquoi la position a-t-elle changé ?

– Elle n'a pas changé ! Le port du masque généralisé n'est pas judicieux en dehors des hôpitaux.

– Il faudra vraiment attendre deux ans pour se faire la bise ?

– Disons entre dix-huit mois et trois ans. Nous pourrons de nouveau nous embrasser quand l'immunité de groupe sera suffisante. Ce sera le cas lorsqu'il y aura un vaccin ou si assez de gens ont développé des anticorps après avoir été exposés au virus.

Dimanche 3

Réunion de la *task force* où on célèbre la planche BD dessinée par Zep à notre initiative et publiée dans *Le Matin dimanche*[161]. On y voit Titeuf apprendre à vivre le déconfinement et à se frictionner les mains.

Sur France 24, je précise que pour éviter une seconde vague et ne faire face à l'avenir qu'à une succession de vaguelettes, nous devons effectuer des enquêtes d'entourage au moindre nouveau cas, ce qui implique de disposer des capacités de dépistage et de personnel sur le terrain[162].

En Allemagne, le Rt remonte à 1 et Angela Merkel déclare : « Avec un taux d'infection à 1,1, nous pourrions atteindre les limites de notre système de santé en termes de lits en réanimation d'ici octobre. »

Je l'admire, elle est toujours lucide, peut-être parce qu'elle est scientifique de formation, contrairement à ses pairs, ailleurs dans le monde, qui viennent de l'économie, de la finance, de la justice, voire de la littérature, et font preuve de moins de rigueur.

Lundi 4

Alors que les Italiens reprennent le boulot, le sociologue et écrivain Metin Arditi, envoyé spécial de l'Unesco avec qui je siège au conseil d'administration de la fondation Pôle autisme à Genève, m'écrit : « En annonçant dans la grande presse que l'on ne pourra plus se faire la bise durant deux ou trois ans, tu commets une erreur, peut-être même une faute. Tu tues l'espoir, et tu plonges *ipso facto* les gens dans le désespoir. Tu les pousses à se dégager de toute règle, ce qui est sans doute le contraire du but visé. Lancer un horizon-temps de deux, voire trois ans, contredit toutes les règles de base de la psychologie comportementale, qui dicte de se fixer des objectifs concrets, atteignables. C'est le cas pour les Alcooliques anonymes, cela a été mon cas lorsque j'ai cessé de fumer : je me fixais comme horizon la journée. Je me disais : je tiendrai jusqu'au soir. Et je recommençais le lendemain. Je n'ai pas repris. »

Metin a raison de m'alerter : je me suis fait prendre au piège des prévisions, mais l'attente est telle qu'il est parfois difficile d'y résister. Mon ami Paul Bouvier, pédiatre et spécialiste en santé globale et humanitaire, pense pourtant que Metin se trompe : « En temps de crise, la communication doit être véridique, factuelle, centrée sur les personnes. La position de Metin Arditi pourrait déboucher sur des modes de communication non éthiques. On ne doit ni cacher la réalité ni les incertitudes. »

Par exemple, si on reconnaît que les masques manquent, on stimule les initiatives. Des couturières se lancent dans la fabrication de masques normalisés. Dans un monde de réseaux, ne pas tout dire, c'est se tirer une balle dans le pied.

À l'avenir, j'en resterai au credo de Séverine : « Dis-le, dis-le vite et dis la vérité. » Je continuerai d'être transparent comme je l'ai été pour cette histoire de bise. Connaître les faits aide à vivre dans le monde réel plutôt que dans un mensonge illusoirement confortable, mais qui ne nous fait aucun cadeau.

Emmanuel Macron et Angela Merkel annoncent que leurs pays participent ensemble à hauteur de 1 milliard d'euros à une levée de fonds pour financer la recherche de vaccins ou de traitements. Est-ce un pas vers l'économie de paix ? Est-ce un pas de plus quand le secrétaire général de l'ONU, António Guterres, appelle à ce que le traitement soit accessible pour tous[163] ?

Pour atteindre cet objectif d'universalité, une seule solution : rendre public ce traitement, le mettre en open source, le verser au compte des biens communs de l'humanité. Comme je l'ai observé avec les formulations hydroalcooliques, l'ouverture fait taire les suspicions. Par exemple, on ne peut pas accuser un vaccin de contenir une substance cancérigène si sa formulation est publique. Un vaccin s'adresse à tous, il doit être adopté à grande échelle pour créer une immunité collective. On doit donc avoir confiance en lui, et la seule façon de construire cette confiance est d'ouvrir les portes de la maison, d'autoriser tout le monde à la visiter en disant : « Regardez, je n'ai rien à cacher. » Un vaccin doit donc avoir un coût minimal, mais aussi être transparent.

Une fois un vaccin adopté, il accroît la santé d'une population, donc son bien-être, donc la pacifie. Un vaccin est un vecteur de paix. S'il devient un enjeu économique, donc d'une bataille commerciale, il entretient une ambiguïté délétère, autrement dit une dissonance cognitive : « Je veux la paix, mais je fais la guerre. » Pour être acceptés, les traitements à vocation communautaires devraient être libres de droits et en open source. On ne peut pas prêcher la paix et la prédation en même temps.

Il y a un gros bug dans le système philosophique libéral. Prétendre que l'économie est centrale revient à dire que l'argent est le nerf de la guerre et donc qu'il y a des vainqueurs et des perdants. Nous autres chercheurs le vivons au quotidien : mes travaux, qui ne promettent aucun autre bénéfice que sauver des vies, environ 8 millions par an, ont été nettement moins financés que d'autres, moins prometteurs en termes de santé globale. Ensemble, le sida, la malaria et la tuberculose causent moins de 3 millions de morts par an et bénéficient de milliards de dollars d'investissements[164]. Autre exemple : de nombreux projets contre le cancer récoltent des millions, parce que les traitements contre le cancer sont ensuite commercialisés à des prix exorbitants. Si demain un chercheur entrevoit un moyen de soigner le cancer pour presque rien, il aura du mal à être financé.

Prioriser l'économie, c'est donner une direction qui ne parle qu'à un petit nombre, avec l'illusion que tous en profiteront. La métaphore du ruissellement est trompeuse et s'avère pour le moins imparfaite. Le problème est profond. Quand on priorise l'économie, on priorise le moyen et non le but. On fabrique une société privée de sens. Alors que si on priorise la santé, on s'adresse aux gens, on œuvre explicitement pour leur bien-être, et tout le reste découle de cet objectif premier.

Pour être en bonne santé, il faut s'alimenter correctement, ce qui implique une politique agricole responsable, il faut vivre dans une biosphère elle-même en bonne santé, ce qui implique une responsabilité écologique... Ainsi de suite, les pièces du puzzle se mettent en place, commandées par une idée directrice signifiante pour chacun de nous et capable de faire monter tout le monde dans le bateau, car notre santé est notre bien le plus précieux.

Quand Trump postule qu'il ne peut y avoir de société prospère sans ordre ni loi, je lui réponds qu'il ne peut y avoir de société prospère sans citoyens en bonne santé. L'ordre vient de lui-même quand la santé est là.

En France, le Sénat rejette le plan de déconfinement du gouvernement[165]. La réouverture des écoles serait trop rapide, alors que nous savons désormais qu'elles auraient pu ne jamais fermer. Comme dans beaucoup de pays, les élus, après avoir critiqué le confinement, ont peur du déconfinement. Cela pose une réelle question de légitimité politique. Comment gouverner en temps de pandémie ? Nous autres médecins sommes censés conseiller, pas forcément décider. Le Premier ministre Édouard Philippe a très justement rappelé que la fermeture des écoles est une catastrophe pour les enfants et les adolescents les plus vulnérables socialement. Grâce à l'État d'urgence sanitaire, il n'a pas à tenir compte du rejet du Sénat. Sans cette mesure d'exception, on peut imaginer que la France resterait confinée indéfiniment, prisonnière de l'indécision.

Mardi 5

C'est la onzième journée mondiale de l'hygiène des mains[166]. Comme chaque année, je cours de médias en réseaux sociaux. En compagnie d'Elizabeth Iro, infirmière en chef de l'OMS, du conseiller d'État Mauro Poggia, du directeur général de l'hôpital, nous célébrons les infirmières, infirmiers et sages-femmes, et lançons un défi en forme de relais. Nous nous frictionnons les mains devant les caméras et demandons à d'autres de nous imiter. Pour ma part, je choisis Tedros à l'OMS, Darius Rochebin à la télévision, Daniel au gouvernement et enfin Pelé, l'idole de ma jeunesse, que j'ai rencontré il y a des années et avec qui je suis resté en contact.

À midi, devant la maternité, nous chantons une chanson dédiée aux héros et héroïnes du jour. Je n'hésite pas à me donner en spectacle, même si je n'ai pas le talent de Virgile. On me le reproche parfois, mais je n'ai pas à me forcer. Après tout, j'ai été enfant de chœur et j'ai souvent chanté durant la messe. J'ai même fait interpréter de la pop musique à notre petite chorale. Quand on n'a pas de millions à dépenser en marketing, on utilise les moyens du bord.

Je passe la soirée et la moitié de la nuit à suivre les activités sur les réseaux sociaux et à relayer les messages qui arrivent de partout.

Mercredi 6

Je travaille avec Mo aux indicateurs pour nous aider à suivre le déconfinement, puis sur un dossier de demande de bourse de recherche, parce que je dois aussi trouver de l'argent pour attirer et conserver les meilleurs scientifiques. La vie d'avant le covid reprend progressivement ses droits, c'est en soi un indice positif, tout comme notre décision de n'organiser à présent la cellule de crise des HUG que trois fois par semaine.

Comme lundi prochain, c'est la rentrée des classes, Patrick Odier et moi discutons avec Zep, qui nous dessine une planche pour les écoles primaires et avec Buche qui, lui, cible les collèges. Leurs illustrations paraîtront dans le journal gratuit *20 Minutes*.

Un cas de covid datant du 17 décembre est rétrospectivement identifié en France chez une personne n'ayant pas voyagé en Chine. Il semble que le virus circulait à bas bruit en Chine dès l'été 2019, peut-être avant.

Toujours en France, le gouvernement annonce la création d'une application de *contact tracing* appelée StopCovid. Voilà qu'ils nous piquent le nom de notre groupe.

Une image circulant sur les réseaux sociaux montre Darius Rochebin se frictionner les mains, selon la méthode « le bout des doigts d'abord[167] ». La légende dit : « Didier tu m'fais un toncar. » Il paraît que ce geste de tourner le bout des doigts dans sa paume est très similaire à celui qui est nécessaire pour la confection du carton roulé en cylindre, le toncar, placé en filtre à l'extrémité des joints. Voilà, j'apprends un nouveau mot.

Jeudi 7

Nous recevons les résultats préliminaires de l'étude de prévalence sur la cohorte de Genevois et leur famille menée par Idris Guessous, Laurent Kaiser et nos équipes[168] : 11 % d'entre eux ont été infectés. Comme cette cohorte est représentative de l'ensemble de la population de Genève, nous en déduisons qu'environ 55 000 Genevois ont été infectés contre les 5 000 testés positifs pour 27 000 tests effectués, ce qui montre qu'il y avait au moins dix fois plus de cas que ceux dénombrés dans la phase initiale de l'épidémie, des cas peu ou pas symptomatiques. Le taux de mortalité avoisine les 0,64 %. Cette étude nous révèle que les 5-19 ans sont autant touchés que les 20-49 et beaucoup plus que les personnes âgées qui, sans doute, ont mieux adopté les gestes barrières tout en pratiquant moins d'activités sociales à risque. Cette étude se prolongera et nous suivrons ainsi l'évolution de l'immunité de population.

Vendredi 8

Des journées ressemblent à d'autres en copier-coller. J'effectue des gestes mille fois répétés, je dis toujours la même chose, et pourtant je ne m'en lasse pas, peut-être parce que mes ancêtres étaient des paysans et que le travail de la terre nécessite la répétition.

Quand autoriser les soignants à ne plus porter le masque ? La date approche. Elle est importante parce qu'il faut adapter la réponse préventive à la menace pour obtenir un bénéfice maximal. Trop se protéger a autant de conséquences délétères que ne pas assez se protéger. Peu de gens comprennent cette règle élémentaire et j'entends dire tout et n'importe quoi. En croyant bien faire, en exigeant le port du masque généralisé, les politiques et certains experts proclament des bêtises.

On décide de ne plus tester systématiquement les patients des HUG. Au départ, nous le faisions pour les rassurer et leur assurer qu'ils ne seraient pas mêlés aux patients covid. C'était une mesure avant tout psychologique.

Le directeur général de l'hôpital vient dans mon bureau. Il voudrait récupérer les collaborateurs que nous avons mis à disposition des services de santé publique. Ce n'est pas une bonne idée : il nous faut des équipes sur le terrain pour effectuer les enquêtes d'entourage grâce auxquelles nous réussirons à empêcher la reprise de l'épidémie. La santé publique est la carapace de l'hôpital. Elle doit sauter sur les petites niches où l'épidémie pourrait repartir, en mettant en quarantaine les personnes infectées ainsi que leurs proches, ce qui implique un gros travail.

Ensemble, nous décidons de demander davantage de moyens à l'État, soit 40 millions, pour assumer les coûts supplémentaires induits par le covid jusqu'à la fin de l'année. Nous imaginons un système dynamique : en temps ordinaire, les collaborateurs seront à l'hôpital et rejoindront la santé publique dès que la situation l'exigera. Face à une épidémie, il faut être réactif. Et me voilà en train d'écrire une nouvelle lettre administrative pour expliquer notre plan.

Samedi 9

La télévision vient à la maison pour me filmer avec Séverine, Virgile et Denis[169]. Je montre des photos de mes parents et de notre jardin. Séverine joue le jeu tout en fulminant intérieurement. Non, notre famille n'est pas plus idéale qu'une autre. Miles et James traversent une adolescence pour le moins turbulente.

En France, on apprend que, au cours d'un enterrement et de la réunion familiale qui a suivi, une dizaine de personnes ont été infectées[170]. Voilà qui illustre une fois de plus le mode de propagation préféré du covid : il a besoin de proximité, d'intimité et de temps.

Dimanche 10

Aux HUG, nous recevons un malade covid, ouvrier dans le bâtiment, qui habite avec 130 autres dans un foyer, où ils partagent toilettes et cuisines communes, dans des conditions extrêmement modestes. Nord-Africains, Portugais, Croates, tous des hommes. François Chappuis et une équipe de MSF foncent sur place et identifient 9 autres cas, ce qui est beaucoup alors que nous dénombrons moins de 50 nouveaux cas quotidiens pour toute la Suisse. On doit reloger des ouvriers à hôtel, en maintenir d'autres en quarantaine, et surtout leur expliquer la situation avec précision. Voilà pourquoi nous avons besoin d'équipes sur le terrain. Ces interventions demandent du temps et des ressources, ainsi qu'un fort soutien institutionnel. Les médecins impliqués, qui doivent aussi être de fins limiers, jouent un rôle vital dans la lutte contre l'épidémie.

Lundi 11

En Suisse, c'est le retour à l'école, illustré par les dessins de Zep et de Buche[171]. Franc succès ! Mais la polémique sur la réouverture prétendument prématurée fait toujours rage. Je rappelle à Reuters les évidences scientifiques et déclare : « La courbe épidémique a beaucoup décru. Nous ne pouvons pas rester confinés pour l'éternité[172]. »

La France finit par entamer son déconfinement progressif, ouvrant les commerces sauf les bars et restaurants, imposant le port du masque dans les transports, ouvrant les écoles primaires, mais par demi-classes, ce qui rend cette rentrée facultative et donc signe la fin effective des cours. Comme prévu, la liberté de circulation est étendue à un rayon de 100 kilomètres, sans que cela ait beaucoup de pertinence épidémiologique, pas plus que n'était justifiée la distance initiale d'un kilomètre. Encore une fois, c'est la densité de population qu'il faut éviter. Le virus, lui, est déjà partout. L'important est que les gens en déplacement respectent les gestes barrières pour ne pas le transmettre, et cela doit être valable à côté de chez soi comme à l'autre bout du pays.

Je travaille avec l'Unicef et l'OMS sur une prochaine campagne de promotion de l'hygiène des mains. Voilà qui est fondamental pour l'avenir.

Le dessinateur humoristique Wazem me rend visite. Après Zep et Buche pour les écoles, la *task force* prépare une planche BD pour expliquer quand et comment se faire tester.

Mardi 12

Webinaire pour la journée mondiale des infirmières. Encore un bon moyen de motiver par un geste si simple, trop souvent oublié : l'hygiène des mains.

Mon équipe et moi faisons le point sur la campagne de prévention de la grippe pour l'hiver prochain, une campagne plus que jamais cruciale, car le virus de la grippe s'unira au covid pour nous défier.

Mercredi 13

Le directeur général de Sanofi, géant français de l'industrie pharmaceutique, déclare que son groupe servira les États-Unis en premier en cas de mise au point d'un vaccin, parce que les États-Unis financent ses recherches. Quand on n'a pas intégré dans son ADN l'économie de paix, on peut prôner des horreurs.

Jeudi 14

Le directeur de Sanofi doit faire marche arrière sous la pression de ses propres employés et aussi du gouvernement français dont la secrétaire d'État à l'Économie a très justement déclaré : « Pour nous, ce serait inacceptable qu'il y ait un accès privilégié de tel ou tel pays sous un prétexte pécuniaire[173]. » Cette déclaration devrait être placardée au fronton des bâtiments publics, en France et ailleurs. En termes de vaccination, la priorité des priorités, c'est l'Afrique et les pays les plus défavorisés, ceux dont les hôpitaux ne disposent même pas de prise d'oxygène.

Je discute avec Demir Sönmez qui s'apprête à publier un livre de photos où on découvre Genève confinée. Il me demande de lui écrire une préface et j'accepte avec joie parce que son histoire me touche : réfugié arménien, il a bourlingué en Iran, Irak, Syrie, Afghanistan... Ses images montrent la Genève que j'ai observée lors de mes allers-retours quotidiens entre Croix-de-Rozon et l'hôpital, elles me font revivre ce temps si particulier qui a distendu nos vies.

Dans sa série « Les orties », Yann Marguet se paye ma tête : « Le sacheur sachant chasser, le grand crooner des HUG, sa majesté le professeur Pittet. Il nous dit quoi faire, on fait. C'est Jacques a dit, le mec. Jacques a dit lavez-vous les mains, on se lave les mains... avec Darius. Jacques a dit on se fout à deux mètres, on se fout à deux mètres. Jacques a dit, c'est les gouttelettes. C'est son truc à Pittet, les gouttelettes qui tombent. Elles flottent pas dans l'air en aérosol, elles tombent. Toi, t'as vu la simulation finlandaise en 3D, un mec vomit un nuage de covid qui envahit trois rayons de supermarché et reste en suspension durant six heures, mais pour Pipi, c'est les gouttelettes qui tombent. Pittet, Raoult, les deux Didier, on sait rien, faut arrêter de dire des trucs. On sait rien. Fermez-la[174]. »

J'apprécie l'humour, mais la conclusion de Yann Marguet est fausse. Nous savons de plus en plus de choses. La réalité du terrain nous en apprend tous les jours plus sur le virus et ses modes de propagation. À l'heure actuelle, je fais davantage confiance à ce que nous observons qu'aux résultats des expériences menées en laboratoire. Par exemple, quand des expérimentateurs prétendent à une transmission par aérosol, ils devraient se demander si c'est aussi le cas dans la réalité de la vie de tous les jours, elle seule ayant un intérêt. Nous faisons de l'épidémiologie, pas de la modélisation en physique des fluides.

Vendredi 15

RTL m'interviewe sur les gels hydroalcooliques périmés distribués en Suisse et ailleurs. J'explique que ce n'est pas vraiment un problème pour les solutions OMS, mais qu'il ne faut pas trop attendre pour celles contenant de la chlorhexidine, parce qu'elles s'altèrent et produisent des dérivés toxiques. Toutefois, d'après nos tests, les formulations HUG avec de la chlorhexidine restent parfaitement utilisables au bout de cinq ans, même si elles ont une validité officielle de deux ans. Au-delà, nous n'avons aucune visibilité. On a dû récupérer les flacons datant de 2009 distribués en urgence par le plan catastrophe cantonal.

Je reprends ma réunion de recherche hebdomadaire avec les scientifiques de l'équipe, autre preuve que la vie retrouve son cours presque normal. Je n'avais plus participé à cette réunion depuis fin février. La crise aura duré deux mois et demi.

Samedi 16

J'ai décidé de ne rien faire si ce n'est jardiner. En fin de journée, Florence vient faire le point sur les messages urgents. Si j'ai pu rester à Croix-de-Rozon aujourd'hui, c'est grâce à elle.

Dimanche 17

C'est le chaos chez nous avec les ados alors que la télévision nous montre dans notre jardin. Séverine n'apprécie pas cette coïncidence. Étrange époque que nous vivons, avec des jeunes qui se fichent de nos mesures et nous disent que nous leur laissons une planète en ruine. Tout est de notre faute. Ils n'ont pas beaucoup d'espoir et parfois voient le covid comme une punition méritée. À la maison, j'entends un cri, une rage : « Vous sauvez vos fesses, mais ne faites rien pour nous ! »

Mon optimisme reste inébranlable, non parce que nous avons majoritairement accepté le confinement, ce qui pourrait signifier que nous serions prêts à accepter des régimes autoritaires pour lutter en faveur du climat, par exemple, mais parce que la crise sanitaire m'a montré que nous sommes capables de donner la priorité à un objectif plutôt qu'un moyen. Elle m'a ouvert les yeux sur la marche à suivre pour corriger nos sociétés.

Cette crise nous apprend peut-être à remettre du sens dans nos vies, et surtout au cœur de nos systèmes politiques. Elle nous pose la question de nos priorités et pour la plupart nous répondons « la santé », rassurant les plus âgés, inquiets pour leur vie et, peut-être en même temps, les plus jeunes, inquiets pour l'avenir de la biosphère.

Lundi 18

Le *covidwashing* n'en finit plus[175]. Des agences de marketing utilisent désormais les flacons de gel hydroalcoolique comme support publicitaire. Voilà qui était inimaginable il y a quelques mois. J'y vois un signe que l'hygiène des mains entre définitivement dans la culture populaire.

Sur BFM TV, une journaliste demande au Président Macron s'il reconnaît avoir commis des erreurs de communication au sujet de la pénurie de masques. Il bafouille, hésite, se reprend, explique qu'il « y a eu une doctrine restrictive pour ne jamais être en rupture[176] ». Il ajoute : « Ce qui est vrai, c'est qu'il y a eu des manques, des tensions, c'est ça qu'il faudra regarder pour le corriger. Ça nous amène à changer de logique en profondeur sur ces sujets. Ayons l'honnêteté de dire qu'en février ou même début mars, personne ne parlait des masques. »

Le Président se livre à un exercice difficile. Il reconnaît comme nous tous la nécessité de changements en profondeur, mais est-il conscient de la nécessité de creuser jusqu'aux fondations ? Ou plutôt aura-t-il, lui comme ses pairs européens, la volonté de mettre en œuvre des réformes pour corriger les dysfonctionnements de nos sociétés ? Il me semble qu'il est temps de dépasser la prise de conscience pour passer à l'action. Cette crise nous encouragera-t-elle à changer ou, au contraire, nous poussera-t-elle à nous recroqueviller à l'intérieur de nos frontières ? Pour revenir aux faits : il n'y aurait pas eu de pénurie de masques si disposer d'un masque FFP2 pour quatre heures de travail était la norme, or il faut en changer entre les patients. Nous avons tous dû adapter notre réponse sanitaire. Hors de France, la situation n'est pas meilleure et parfois pire.

Emmanuel Macron et Angela Merkel présentent un plan de relance européen de 500 milliards d'euros, qualifié d'historique par les observateurs[177]. Pour la première fois, l'Union européenne dans son ensemble s'endetterait et non les États membres. La crise fait bouger les lignes. J'espère qu'il ne s'agit que d'un début.

Mardi 19

À Carouge, sur la mythique ligne 12 du tram, jamais interrompue alors que le reste du réseau a longtemps été fermé, je rejoins l'équipe des Transports publics genevois. Je monte dans le tram tout en me frictionnant les mains pendant que je suis filmé et photographié depuis l'intérieur et l'extérieur. J'ai accepté que mon image soit utilisée pour une campagne de prévention. Le tram démarre, j'explique l'importance de la distanciation physique et, quand elle est impossible, la nécessité du port du masque. Quand je descends du tram, j'enlève mon masque en le saisissant par les élastiques, le jette à la poubelle et me frictionne les mains. Dans une semaine, ma bobine se retrouvera sur tous les écrans d'affichage des trams et des bus.

Le soir, sur Léman Bleu, je suis opposé au pseudo-anthropologue de la santé Jean-Dominique Michel qui prétend que le covid est, par ses effets, comparables au virus de la grippe[178]. J'ai moi-même, très tôt, affirmé qu'en Suisse le covid ne tuerait pas davantage que la grippe et les chiffres sont en train de me donner raison, alors que depuis deux jours nous n'avons pas relevé de victime supplémentaire. Mais n'oublions pas que nous avons confiné pour en arriver là et que nous avons eu jusqu'à 80 patients simultanément en soins intensifs aux HUG, quand nous n'avons jamais plus de deux ou trois cas de grippe sévères par année. Sans le confinement, le covid nous aurait fait exploser.

Dans un an, on fera le bilan pour connaître la surmortalité dans les différents pays. En effet, un virus décime parfois des personnes qui seraient mortes de toute façon quelques semaines ou mois plus tard. En épidémiologie, on parle d'un

« effet de fauche » ou de « moisson », terminologie trop violente à mon goût. Peu importe, il y avait urgence à sauver nos hôpitaux. Dire que s'ils avaient été plus grands, avec davantage de lits, davantage de personnels, nous n'aurions pas eu besoin de confiner est un non-sens. Surdimensionner les institutions de soin au cas où n'est pas une bonne idée, sans même parler de coût de fonctionnement. Le matériel inutilisé se dégrade, les frais de structure augmentent, la prévention des infections se complique... Et puis il faudrait trouver le personnel, et du personnel compétent. Non, ce n'est pas la solution. Nous l'avons démontré aux HUG en faisant preuve de fluidité dans notre organisation. Les hôpitaux modernes doivent être reconfigurables.

J'évoque les modèles qui prédisent beaucoup mieux le passé que le futur, taclant ceux qui nous assènent ce que nous aurions dû faire hier au regard des connaissances d'aujourd'hui. Jean-Dominique Michel dit qu'il n'est pas épidémiologiste et qu'il a consulté les meilleurs, notamment Anders Tegnell, l'épidémiologiste chargé de la désastreuse stratégie suédoise. Quant à l'idée que ce virus soit saisonnier et qu'il s'arrêtera donc avec la chaleur, les données dont nous disposons contredisent cette théorie. Il n'y aura pas de seconde vague si nous faisons preuve de civisme, même si ce sera plus compliqué à l'automne et en hiver parce que les autres virus respiratoires rendront l'identification des nouveaux cas plus difficiles.

Mercredi 20

Aujourd'hui, je fais des photos avec les SBB-CFF, les compagnies de chemin de fer suisse. Constance, mon assistante, m'accompagne. Nous avons rendez-vous à la gare jouxtant l'arrière de l'hôpital sur la nouvelle ligne du Léman express. Nous descendons vers les quais déserts où nous attend la réalisatrice. Sur les panneaux d'affichage, aucun train n'est annoncé, mais un convoi arrive tout de même. J'ai l'impression d'être Harry Potter qui s'apprête à prendre le Poudlard Express sur le quai 9¾ de la gare de King's Cross. Les wagons sont vides, ou presque. Quand ils s'arrêtent, nous découvrons que l'un d'eux est bourré de projecteurs et de caméras, de plusieurs opérateurs et de figurants qui joueront les passagers.

Le train part en direction du centre de Genève. Comme on me l'a suggéré, je porte un costume bleu foncé avec une chemise bleu clair. Je passe longuement entre les mains d'une maquilleuse, puis on me fait asseoir ainsi que les figurants. On me propose de porter un masque.

— Oui, si quelqu'un s'installe près de moi.

Une figurante prend le siège voisin et le photographe commence à nous mitrailler.

Sur les écrans de contrôle, Constance regarde les photos défiler. Très vite, elle demande au photographe d'arrêter.

— Ça ne va pas du tout, lui dit-elle.

Puis, se tournant vers moi :

— On dirait que votre voisine est en train de tomber amoureuse de vous !

Je prends conscience que pour cette équipe, le masque est le symbole de la lutte contre l'épidémie. Voilà pourquoi ils veulent me photographier avec un masque. Même si on a beaucoup parlé de la friction hydroalcoolique, elle ne s'est pas imposée comme la mesure première. Je dois le leur réexpliquer, faire changer leur plan. Le masque est un symbole, il est visible, mais l'alcool, pourtant invisible, est plus indispensable que lui. Ils finissent par me photographier portant un masque, la main droite tendue, pendant que la gauche vient à sa rencontre comme au début d'une friction hydroalcoolique selon la méthode « le bout des doigts d'abord ».

Samedi 23

Journée calme. Tout le monde profite du pont de l'Ascension pour souffler. Dans la presse, on me demande s'il faut s'inquiéter de la climatisation dans les bus[179].

— Ces doutes avaient déjà émergé lors de l'épidémie de SRAS au début des années 2000. La climatisation ne joue aucun rôle dans la propagation du virus. Lorsqu'une personne tousse, les gouttelettes tombent à terre et ne restent pas dans l'air. À moins d'avoir un ventilateur derrière le malade et une personne qui lui fait face à une distance restreinte, le risque est nul.

— Que penser alors de l'étude chinoise à ce sujet ?

— Elle est très incomplète, faible sur le plan méthodologique et elle n'apporte rien de nouveau.

Aux États-Unis, Hertz annonce être en faillite, ce qui est tout un symbole de la crise économique provoquée par l'épidémie[180].

Dimanche 24

À la radio, on m'interroge sur la levée de l'interdiction des rassemblements. Je suis d'accord à condition que la distanciation physique continue d'être respectée. Je précise :

— Il y a très peu de virus en circulation. La discipline collective nous a permis d'obtenir ce résultat. Essayons de ne pas tout gâcher !

Lundi 25

À Berlin, une affiche placardée sur les réverbères compare mon ami Christian Drosten à l'ancien médecin nazi Josef Mengele. Je pense beaucoup à Christian, parce que la même chose pourrait m'arriver. Le temps des récriminations a commencé. C'était prévisible. Les gens à qui on a sauvé la vie nous accusent d'en avoir trop fait pour eux.

Le dessinateur humoristique Barrigue passe me voir. Il prépare une BD pour la rentrée. Je lui parle des tests de dépistage qui devraient être gratuits. Je suis furieux, je n'en peux plus que cette affaire traîne. Une fois chez lui, il fait des dessins et me les envoie aussitôt.

On y voit un médecin s'adresser à un patient :

« Je peux vous parler avec franchise ?

— Je préfère sans franchise ! »

Un patient se tient devant le bureau d'un fonctionnaire de l'assurance maladie.

« Je souhaite un test gratuit !

— Rien n'est gratuit dans la vie !

— Et dans la mort ? »

Sur un autre dessin, un responsable de l'assurance maladie déclare : « Le test Covid-19 est gratuit pour toutes les personnes qui peuvent prouver qu'elles sont mortes ! »

Le soir, je les montre au cours d'une vidéoconférence avec la Fondation pour Genève.

Mercredi 27

Alors que l'épidémie est en Suisse quasiment au point mort, Alain Berset annonce le plan final du déconfinement. Dès samedi, les rassemblements jusqu'à 30 personnes seront autorisés. Le samedi suivant, nous pourrons nous rassembler jusqu'à 300 et les piscines, campings, remontées mécaniques, théâtres, cinémas et boîtes de nuit rouvriront. Tout le monde applaudit, même ceux qui mi-mars nous accusaient d'adopter une stratégie de semi-confinement suicidaire. Je commence à me dire qu'Irène et Mathieu pourront se marier mi-juin. Comme pour célébrer notre victoire préliminaire, nous réunissons le collège des chefs de service des HUG au restaurant du dixième étage, pour la première fois depuis des mois.

En soirée, je participe à une nouvelle émission *Infrarouge*, non sans un regard amusé pour mes co-invités : métamorphosés en épidémiologistes, certains racontent ce que nous avons fait comme si les mesures prises allaient de soi, en oubliant combien nous avons bataillé pour leur adoption[181]. Quand je me retourne sur les semaines passées, je me dis que nous aurions pu faire différemment, mais pas autrement. Le confinement était la seule solution pour sauver nos hôpitaux. J'admets que nous n'étions pas prêts, mais comment être préparé à l'imprévisible ?

Nous savions qu'un jour ou l'autre, un nouveau pathogène nous frapperait avec soudaineté, mais nous ne pouvions anticiper sa nature et donc s'il nous faudrait des respirateurs ou telle ou telle molécule. On ne peut pas tout stocker, mais on peut retenir ce que nous avons dû faire pour adapter les hôpitaux et toute la société à la prévention des infections. J'espère que désormais la prévention prendra sa place de droit au centre de la société, que les politiques en comprendront les enjeux et qu'à l'avenir, quand nous demanderons des budgets, on ne nous claquera pas la porte au nez sous prétexte que nous ne servons à rien.

À la fin d'*Infrarouge*, le psychiatre et aéronaute Bertrand Piccard interprète d'une belle façon l'expression « tourner la page », en expliquant que ce n'est pas revenir en arrière dans un livre déjà écrit, mais écrire la suite de l'histoire. Avec le covid, nous avons écrit une nouvelle page de notre livre. J'espère que la majorité des gens ne voudront pas revenir à la page d'avant, à cette page qui exaspère la jeunesse et où le primat économique s'impose.

En France, après l'Assemblée nationale, le Sénat valide l'application de *contact tracing* StopCovid[182]. J'ai parfois du mal à comprendre. En début de mois, le Sénat fustige un plan de déconfinement rigoureux et applaudit maintenant une technologie qui ne garantit pas la confidentialité des données, vu qu'elle recourt à des serveurs centralisés.

Mais la journée est d'importance en France pour une autre raison : avec 66 morts pour la dernière journée, le seuil de 1 mort par million d'habitants est franchi à la baisse, signe que la vague se termine, même si plus de 15 000 patients demeurent hospitalisés. En Suisse, nous sommes restés 52 jours au-dessus de ce seuil, en France, 71 jours. Il est trop tôt pour tirer des conclusions définitives sur cette différence. On peut toutefois penser que le confinement total à la française n'a pas apporté de bénéfices substantiels. Strictement limiter les déplacements des Français n'était peut-être pas judicieux. Ces chiffres semblent même nous dire que le virus ne s'attrape pas en extérieur mais à l'intérieur, ce que nous savons finalement depuis le début et ce qui a dicté le semi-confinement suisse, mais aussi allemand ou néerlandais. Tout cela est logique puisqu'on attrape ce virus quand on le respire en étant à proximité d'un porteur ou quand il infecte une surface que nos mains touchent. À l'extérieur, dans la rue, on entre rarement dans la sphère d'intimité d'inconnus et nos mains touchent peu d'objets. Nous pouvons en déduire qu'à l'avenir, la prévention doit cibler les lieux clos et que s'époumoner à exiger le port du masque en ville sera contre-productif.

Jeudi 28

La crise paraît terminée, mais nous travaillons toujours au déconfinement. Vidéoconférence avec les ministres de la Santé des cantons de Vaud et de Genève et la *task force*. Nous cherchons à faire pression sur les instances fédérales pour exiger la gratuité des tests, aujourd'hui seulement en partie remboursés par l'assurance maladie dans certains cantons et dans certains cas.

La France annonce la phase 2 de son déconfinement pour le 2 juin alors que le Rt est de 0,77, un tel Rt démontrant que le virus circule désormais à bas bruit. L'objectif est de rester sous le seuil de 100 nouveaux cas quotidiens par million d'habitants, ou autrement dit à moins de 33 morts par jour. La limitation de déplacement sera levée, les mariages et les réunions de famille seront à nouveau possibles tant que les gestes barrières seront respectés, mais il est déconseillé de prévoir de vacances hors de France.

Vendredi 29

Je découvre le *Paris-Match* paru hier où une nouvelle fois je suis surnommé le « Dr Mains propres ».

« Stopper toute contagion, c'est sa passion. C'est dire qu'il est devenu utile. »

L'article suivant pose une question : « L'hydroxychloroquine victime d'un complot ? » Et si on imaginait plutôt un complot en creux fomenté par ceux, innombrables, qui se sont mis à croire à ce médicament simplement parce qu'il leur fallait un espoir ? Je sais combien l'espoir est important, surtout pour nous autres, médecins. Nous avons toujours l'espoir de guérir les patients, mais ce n'est pas une raison pour jeter son dévolu sur la première promesse venue, quitte à perdre de vue les autres pistes. Le complot : c'est l'obnubilation.

Si l'hydroxychloroquine nous aidait à sauver des vies, nous l'aurions utilisée. Mais les évidences s'accumulent pour démontrer son inefficacité. Comment des gens peuvent-ils croire que nous autres médecins pourrions renoncer à un traitement pour de sombres raisons politiques, voire commerciales ? La mort d'un patient ne nous laisse jamais indifférents. Nous avons choisi notre métier pour combattre la souffrance. Parfois, certains médecins dépassent les bornes, mais on ne peut accuser toute la profession à cause de quelques égarements. Didier Raoult, par son jusqu'au-boutisme, met en doute la probité de chacun de nous. Il se pose en chevalier blanc, laissant croire que nous sommes tous ligués contre lui d'un bout à l'autre de la planète, ce qui est peut-être la preuve d'un égocentrisme exagéré. Non, il n'y a pas de complot. La vérité est plus banale : nous n'avons toujours pas de traitement contre le covid, mais nous le comprenons de mieux en mieux et réussirons à le combattre de mieux en mieux. Je ne veux pas perdre de temps à discuter de ce qui ne marche pas.

Samedi 30

Trump annonce officiellement qu'il retire son soutien à l'OMS, ce qui me vaut des appels de nombreux médias[183]. Comment une démocratie a-t-elle pu mettre un tel danger public au pouvoir ? La réponse me paraît évidente : en l'absence de sens, de direction, d'ambition, on se détourne de ceux qui envisagent le travail difficile de construire un chemin positif. Notre système médiatique, de la presse aux réseaux sociaux, amplifie le négatif.

Il met en avant les solutions simplistes et pousse au pouvoir ceux qui les défendent. Ce phénomène touche même la santé, où les discours les plus bruyants exigent davantage de lits, davantage de personnel. Malheureusement, ce n'est pas aussi simple. Pour commencer, nous avons besoin de davantage de prévention, de façon à ce que moins de gens aient besoin d'être hospitalisés.

Un journaliste me demande d'analyser une solution hydroalcoolique à l'odeur comme si j'étais un sommelier, un comble pour moi qui n'ai jamais bu une goutte de vin.

— Elle sent très fort, l'alcool est du bioéthanol. Certains utilisateurs l'aiment moins que l'isopropanol, un alcool de synthèse.

Dimanche 31

Lors de notre réunion hebdomadaire de la *task force*, Patrick Hauri nous confirme que l'association humanitaire Terre des hommes distribuera gratuitement des solutions hydroalcooliques OMS tous les week-ends de juin en trois lieux hautement symboliques de Genève : marché de Plainpalais, place du Molard et poste de Montbrillant. Si c'est possible chez nous, c'est possible partout dans le monde.

Fin du « *Stay at home* » dans beaucoup d'États américains alors que l'épidémie fait toujours rage. Quand on ne veut pas voir la vérité en face, elle nous aveugle. Les Américains comprendront-ils que la santé publique est un des piliers de nos sociétés modernes et que, sans santé publique, il n'y a pas de concorde entre les citoyens, donc pas de paix durable, et pas de réelle prospérité, sinon pour quelques-uns ?

Juin 2020
Métaboliser le covid

Lundi 1er

C'est la Pentecôte et je reste à la maison, ce qui me laisse le temps de m'occuper du potager où j'ai une fuite d'eau. Catastrophe, je ne retrouve pas mon chapeau de jardinage fétiche. Tout en bricolant, je me remémore les derniers mois, et chacun de mes actes prend sens dans l'histoire de ma vie.

Fin 1994, quand j'ai compris qu'à l'hôpital nous devions abandonner l'eau et le savon pour la friction hydroalcoolique, j'avais trente-six ans. Tout jeune chef de service, je n'avais aucune autorité naturelle pour dire : « Maintenant, arrêtez de faire ce que vous avez toujours fait et faites autrement. »

Ce manque d'assurance a finalement été salutaire. J'ai parlé de mon projet et fini par comprendre une chose essentielle en matière de changement de comportement : pour que nous bouclions la ceinture au volant, il n'a pas suffi d'en équiper les voitures. Des explications, des policiers, de la promotion, de la sensibilisation, ont été nécessaires, c'est-à-dire qu'il a fallu adopter une approche multimodale.

J'ai alors imaginé une stratégie en cinq points. Cinq points, comme les cinq moments de l'hygiène des mains, comme les cinq doigts de la main.

1/ Changement de système : l'alcool est proposé en remplacement du savon. *On vend désormais des voitures avec des ceintures de sécurité.*

2/ Formation et éducation : l'alcool est plus efficace, plus rapide, moins nocif pour la peau. *On explique pourquoi boucler la ceinture.*

3/ Mesures et restitutions : quelle est l'observance de l'hygiène des mains, quels sont les taux d'infections nosocomiaux ? Grâce à ces données, nous savons quand nous progressons dans le bon sens et nos efforts sont récompensés, ce qui nous motive à persévérer. Des expériences ont montré que plus nous sommes informés, mieux nous respectons les consignes, sans qu'il soit nécessaire de nous infliger des amendes en cas de non-respect[184]. *Nous devons savoir objectivement que le port de ceinture réduit la gravité des accidents et leur mortalité.*

4/ Rappels et incitations avec des campagnes promotionnelles : frictionnez-vous les mains. *Bouclez votre ceinture.*

5/ Soutien affirmé de l'institution tutélaire : la direction de l'hôpital doit défendre une culture de la sécurité des patients. *Le gouvernement doit imposer la commercialisation de voitures équipées de ceintures, accepter l'installation des panneaux signalétiques, financer les campagnes de prévention...*

Cette stratégie a merveilleusement fonctionné aux HUG, mais quand, en 1998, un hôpital américain a mis à disposition de son personnel des solutions hydroalcooliques, rien ne s'est passé. L'équipe hospitalière a émis l'hypothèse que nos résultats à Genève ne dépendaient que de ma présence, que d'un « effet Pittet » comme ils l'ont appelé. La suite a fait voler en éclats cette théorie : il ne suffit pas de proposer un nouveau système pour qu'il soit adopté, il faut le promouvoir avec l'intégralité de la stratégie multimodale.

Nous avons déroulé la même stratégie contre le covid.

1/ On introduit un changement de système : la distanciation physique, les gestes barrières, la friction hydroalcoolique, les masques.

2/ On ne cesse d'expliquer les gestes barrières et quand et comment se frictionner les mains.

3/ On mesure tous les jours la progression de l'épidémie en publiant des courbes et des statistiques qui mettent en évidence la situation chez soi et ailleurs.

4/ On lance des campagnes promotionnelles dans les médias, on fait appel aux artistes.

5/ Le gouvernement soutient l'initiative, lance ses propres campagnes, limite si possible le prix des solutions hydroalcooliques, veille à faciliter l'application des quatre points précédents.

L'approche multimodale s'impose face à toute nécessité de changement, donc face aux épidémies comme aux dérèglements climatiques ou à bien d'autres problèmes qui exigent que nous transformions nos habitudes.

Contre le covid, la France a été autoritaire, sous prétexte qu'en temps de crise, il faut agir vite. C'est toujours une illusion de croire que la force est plus efficace que l'éducation. Sans une stratégie multimodale, on n'introduit aucun changement profond. Au contraire, on fédère des résistances contre-productives. Vaincre une épidémie nécessite l'adhésion de la population. Ce n'est pas le combat d'un gouvernement, mais l'œuvre de tous.

Cette introspection me fait du bien, elle me rassure, je ne me suis pas senti aussi serein depuis des mois. Irène et Mathieu arrivent à la maison pour travailler à la préparation de leur mariage qui aura lieu finalement dans deux semaines à La Fouly, un village de montagne en Valais, où j'ai passé une partie de ma jeunesse en colonie de vacances, d'abord comme colon, puis comme moniteur et enfin animateur, et où mes enfants m'ont suivi.

Mardi 2

Il devient à la mode de dire « la covid » en référence à la maladie, le covid étant le virus. Ce serait plus juste grammaticalement, prétend l'Académie française, mais ça sonne faux. On ne dit pas « la rhume », pourtant il s'agit bien d'une maladie aussi. Je continuerai de dire et d'écrire « le covid » comme j'écris le tétanos, le choléra, le paludisme...

Jeudi 4

Une équipe de scientifiques a croisé diverses bases de données pour établir un premier classement comparant la réponse de nombreux pays face au covid[185]. La Suisse serait le pays qui aurait le mieux géré la crise et serait le plus sûr au regard du virus devant l'Allemagne, Israël et Singapour. La France ne serait que soixantième, loin derrière l'Espagne et juste derrière l'Italie. D'un côté, cette étude me fait plaisir, d'un autre, elle manque de transparence pour que je lui accorde trop d'attention. Elle ne correspond pas à ce que je perçois pour la France.

Une autre étude, bien plus intéressante, menée en Île-de-France, démontre une fois de plus que les enfants sont beaucoup moins contagieux que les adultes[186]. Mais comme toujours, on en parlera moins que des rares études qui disent le contraire. C'est un peu comme avec les cas de réinfection. Nous avons désormais des millions de personnes qui ont été contaminées par le covid et il suffit qu'une étude déniche deux ou trois malades qui ont redéveloppé les symptômes pour crier au loup. En vérité, avec tous les virus, il y a toujours quelques personnes chez lesquelles l'immunité acquise suite à une infection n'empêche pas une seconde infection, souvent beaucoup plus bénigne. C'est normal, attendu, et ne prouve pas qu'il en va de même pour tous. Mais un biais pousse les médias à parler de ce qui est anxiogène et à négliger les bonnes nouvelles. Alors certains imposeront aux enfants de moins de onze ans le port du masque, ce qui me paraît inutile, regrettable et peut-être délétère. Nous avons la chance extraordinaire que le covid ne les affecte pratiquement pas. Profitons-en pour les laisser vivre et apprendre à cohabiter avec ce virus, et avec tous les pathogènes en général : c'est l'occasion de leur enseigner l'hygiène des mains et qu'ils ne l'oublient jamais.

Vendredi 5

L'OMS publie des recommandations sur le port du masque conformes à celles que je préconise depuis le début, mais certains commentateurs en déduisent que le masque est nécessaire dans l'espace public, ce qui n'est pas le cas[187].

De plus en plus de scientifiques clament que le covid est transmissible par aérosol sans apporter de preuves convaincantes. On dirait qu'ils ont choisi ce cheval de bataille parce qu'il attire les médias. Ces groupes d'experts comptent des chimistes, des météorologues, des ingénieurs en ventilation, des vendeurs de climatisation, et beaucoup moins d'infectiologues. Leur principal argument : il est impossible qu'une pandémie ne se propage que par gouttelettes et par les mains. Malheureusement, c'est le cas parce que nous sommes une espèce sociale et avons besoin d'être au contact les uns des autres. La propagation est simple, et sa simplicité complique la prévention.

La pression sur les gouvernements s'accentue et certains prennent déjà des mesures excessives et donc dangereuses. Dans les rues, de plus en plus de passants masqués laissent traîner leurs mains partout. Les politiques ordonnent le port du masque pour se donner bonne conscience, mais ne contrôlent pas les lieux publics où les gens s'entassent. Imposer le port du masque, c'est se donner l'illusion d'agir, en pensant se prémunir contre les critiques futures.

Je suis sûr que si on faisait un sondage, la plupart des sondés répondraient que le port du masque est le geste barrière le plus important alors qu'il ne vient qu'après la distanciation physique et l'hygiène des mains. Mais le masque est visible. Quand on le porte, on se rassure soi-même autant que les autres, et cette assurance est dangereuse, car la méfiance doit rester de mise tant que le virus rôde.

Mo et moi, nous adressons une lettre au *Lancet* intitulée *Surfing the Covid-19 Scientific Wave*. En guise de mise en garde, nous critiquons deux papiers qui font grand bruit, l'un publié dans le *New England Journal of Medecine*, l'autre dans le *Proceedings of the National Academy of Sciences*, qui prétendent que le covid est transmissible par aérosol, mais n'apportent aucune preuve et utilisent des procédures expérimentales hautement contestables[188].

Samedi 6

Les stands rouges de Terre des hommes où les bénévoles distribuent gratuitement des solutions hydroalcooliques me tirent des larmes d'émotion. Je ne peux m'empêcher de regarder ma vie défiler. Patrick Hauri est là aussi. C'est lui qui a tout organisé. Quel bonheur d'être entouré d'amis de si grande valeur et qui œuvrent *pro bono*.

Patrick Chappatte publie un extrait de la BD sur laquelle il travaille. J'aime son humour. Au sujet de la ruée sur le papier toilette de février-mars, il note : « On assiste alors à cet étrange phénomène qu'historiens et proctologues du monde entier étudieront certainement encore longtemps. »

Dimanche 7

Le *Neue Zürcher Zeitung*, le journal historique de la Suisse alémanique, s'en prend à Daniel Koch et à moi[189]. Il encense Christian Althaus, ce jeune épidémiologiste qui avait annoncé plus de 30 000 morts en Suisse, et accuse Daniel de ne pas avoir anticipé la gravité de la crise en janvier et février[190].

Ces critiques oublient combien nous avons dû nous battre pour que les politiques réagissent, combien il a été difficile de faire bouger les partisans de « l'économie d'abord ». Daniel m'aurait trop écouté, moi, le « pape romand » des épidémiologistes – avec cette façon d'insister sur ma région comme pour mieux me rabaisser…

Le *Neue Zürcher Zeitung* résume : « L'homme, qui a connu un retentissement mondial avec son gel hydroalcoolique, n'a pourtant pas eu le nez fin. Dans une interview donnée au *Temps* le 26 février, il ne se montre pas du tout alarmé par le coronavirus. Il parle de quelques "cas isolés" pour la Suisse. Au journaliste qui lui demande : "Pensez-vous que le coronavirus pourrait s'avérer beaucoup plus dangereux qu'une grippe saisonnière ?", il répond : "Pour l'instant, ce n'est pas le cas en Suisse. Cette année, nous avons déjà eu davantage de victimes de la grippe que nous n'en aurons jamais pour le coronavirus. Je suis formel à ce sujet." »

Où est mon erreur ? D'avoir affirmé qu'il y avait peu de cas en Suisse le 26 février, quand nous en dénombrions un seul ?

D'avoir juré que le covid chez nous ne tuerait pas plus qu'une grippe alors que nous en sommes à un peu moins de 2 000 victimes, sachant qu'une grippe annuelle peut en causer jusqu'à 7 000 ? Ces arguments tournent dans ma tête. J'ai pourtant appris à vivre avec la critique.

Quand j'ai introduit la friction hydroalcoolique, j'ai récolté une montagne de récriminations, voire d'insultes. J'évoque toujours les plus amusantes. Les pompiers américains ont cru qu'avec tout cet alcool les hôpitaux prendraient feu. Les infirmières m'en ont voulu parce que l'alcool attaquait leur vernis à ongles, vernis proscrit au demeurant, car vecteur de germes. Les musulmans m'ont forcé à démontrer que l'alcool isopropylique ne pénètre pas par la peau quand on se frictionne les mains.

Les critiques les plus méchantes étaient les plus sournoises. Souvent, elles émanaient de pontes qui ne supportaient pas qu'un jeune médecin leur dise comment faire leur travail, ou pire montre que leur pratique tuait nombre de leurs patients. Je me suis endurci avec le temps. J'ai appris à marcher droit, à ne pas perdre de vue mon objectif, à ne pas me battre contre ceux qui tentent de m'en détourner.

Lundi 8

La vie continue. Je n'en ai pas fini avec l'attribution des ressources complémentaires pour les services de santé publique. Nous organisons un pot pour remercier les étudiants qui nous ont aidés pour l'étude de prévalence, puis Mo et moi écrivons une nouvelle lettre critiquant cette fois un article du *Lancet*, dont les auteurs, issus de l'université McMaster au Canada, discutent de l'efficacité des différents types de masques pour prévenir la transmission des infections respiratoires[191]. On prend cette peine avec le *Lancet* et quelques autres journaux parce qu'ils sont les meilleurs. Avec leurs innombrables concurrents, les correctifs nous occuperaient à temps plein.

Adèle, ma belle-fille, me raconte que mon petit-fils William s'est fait renvoyer de l'école jeudi pour un rhume.

— Il est resté avec moi, puis on est allés voir la pédiatre qui lui a fait un certificat. Ce matin, il a de nouveau le nez qui coule et il a refusé d'aller à l'école en pleurant et en répétant les propos de la maîtresse : "Pas d'école avec un rhume". J'ai expliqué à William qu'elle se trompait. Une fois à l'école, j'ai dû me tenir à six mètres d'elle pour lui parler. Elle m'a demandé de déposer le certificat médical par terre. Notre pédiatre pète les plombs après 100 tests négatifs et plus de 300 certificats pour des rhumes !

L'automne et l'hiver ne seront pas simples.

Mardi 9

En Angleterre, l'excès de mortalité depuis le début de l'année par rapport aux moyennes des années précédentes serait de 64 000 décès alors que le bilan officiel de l'épidémie dans le pays est de 40 000 victimes environ, 24 000 imputables au covid ayant été oubliées[192]. Si, en Suisse, nous avons réussi que le covid tue moins que la grippe, ce n'est pas le cas partout. Nous continuons d'ailleurs de préparer la campagne de prévention pour la grippe de l'hiver prochain. Je n'ose imaginer le bazar que ça sera avec tous ces virus en circulation. La lutte sera rude pour obtenir un nombre suffisant de vaccins contre la grippe. En Suisse, nous avons passé nos commandes deux mois plus tôt que d'habitude et nous ne sommes pas certains d'obtenir les doses commandées. La guerre des vaccins a commencé, ce qui est une preuve de plus que notre monde doit changer.

Mercredi 10

Incroyable sondage auprès d'épidémiologistes américains[193]. Pour la plupart, ils annoncent qu'ils ne visiteront pas leur coiffeur avant la disponibilité d'un vaccin. Bonjour les têtes qu'ils auront ! Ils ont dû apprendre l'épidémiologie dans un salon et non sur le terrain, mais ils n'hésitent pas à donner leur avis sur tout. Je suis déjà allé deux fois chez mon coiffeur et je suis toujours vivant ! Et mon coiffeur aussi !

Mon rhumatologue me fait enfin ma première injection d'anti-inflammatoire contre la chondrocalcinose depuis six mois. Nous décidons de la répéter tous les quinze jours plutôt que tous les deux mois.

Jeudi 11

Réunion virtuelle avec le POPS, le groupe de compagnies productrices de formulations hydroalcooliques et d'outils de promotion de l'hygiène des mains. Le secteur privé exprime son dépit face à l'immobilisme de l'OMS. L'organisation internationale tire la couverture à elle, exige toujours davantage d'argent, mais n'agit pas quand on le lui demande, comme en février quand il fallait harmoniser l'approvisionnement en alcool à l'échelle mondiale.

Le soir, avec Mo, Dan, Walter, Stephan et un nouveau médecin clinicien-chercheur que nous pensons recruter, je dîne à Carouge. Quand j'entre dans le bistro, le patron me dit :

– Merci professeur, c'est grâce à vous que nous avons pu rouvrir.

Je lui explique qu'on ne gagne contre une épidémie que tous ensemble, que cette victoire lui doit autant qu'à moi et à tous les autres. C'est alors que j'apprends par SMS que l'ambassadeur de France veut me parler de toute urgence. Je quitte mes collègues peu avant 22 heures et nous nous retrouvons à Croix-de-Rozon où il m'annonce que le Président Macron songe à me confier la direction de la mission d'évaluation de la gestion de la crise Covid-19 par le gouvernement français.

Vendredi 12

En Angleterre, le Premier ministre Boris Johnson doit répondre aux accusations du professeur Neil Ferguson affirmant que si le confinement avait été décidé plus tôt, la mortalité aurait été divisée par deux[194]. À son tour, le Premier ministre italien Giuseppe Conte est interrogé par son parlement sur les raisons du retard du confinement.

L'ambassadeur de France me confirme que j'ai été choisi par Emmanuel Macron. J'ai encore du mal à imaginer les implications. Dans l'esquisse de lettre de mission, une phrase en particulier me parle et me motive : « Les rapports de la mission pourront aussi être mis à disposition des autorités sanitaires mondiales et en tout premier lieu de l'OMS. Ils représenteront une contribution française au processus d'évaluation impartial, indépendant et complet décidé par la soixante-treizième Assemblée mondiale de la Santé. Notre but sera de tirer les leçons de la crise et d'en sortir renforcés et mieux préparés à l'avenir. » Voilà résumé mon métier, voilà la vocation de la prévention des infections.

L'Europe précommande à AstraZeneca 300 millions de doses d'un vaccin en cours de développement[195]. Je n'arrive pas à me réjouir. Il me semble que nous prenons le problème à l'envers, notre devoir étant de tout faire pour que le premier vaccin disponible soit accessible au plus grand nombre, le plus vite possible et en priorité aux plus démunis, ceux dont les systèmes de santé ne disposent pas de quoi les soigner. Au contraire, j'ai l'impression de voir une file d'attente devant un cinéma où des spectateurs cherchent à passer les uns devant les autres.

Samedi 13

Je pense à l'affaire hydroxychloroquine. Je me dis que la mission Macron sera une aventure, même si je n'ai pas à juger de cette histoire ni à faire le procès de Didier Raoult. La science tranchera, même si la partie me semble définitivement jouée. Par la suite, il sera intéressant d'étudier l'emballement médiatique, de comprendre comment des non-spécialistes sont devenus les promoteurs de ce traitement pour la seule raison qu'il répondait à leurs angoisses, ou peut-être même à des croyances de type conspirationniste selon lesquelles le covid serait un stratagème quelconque pour plonger le monde dans le chaos. Ce phénomène est en lui-même passionnant. Il s'agit d'une épidémie dans l'épidémie, un virus biologique étant capable de porter avec lui des virus sociaux. En quelque sorte, le virus ouvre des routes d'échange dans lesquelles s'engouffrent les rumeurs, ce qui est logique puisque les virus circulent de personne à personne exactement comme les mots. L'OMS a créé un néologisme pour décrire ce phénomène, l'« infodémie », et a décidé de lui consacrer un département, parce que cette épidémie de nature médiatique peut causer des dégâts non négligeables.

Je vais sur les stands de Terre des hommes participer à la distribution de solution hydroalcoolique, puis je prépare le mariage d'Irène et de Mathieu, fouillant dans nos albums photos, ce qui me fait pleurer d'émotion. C'est déjà la semaine prochaine.

Dimanche 14

Lors de son discours, le Président Macron n'évoque pas la création de la mission. Il préfère peut-être attendre que nous nous soyons vus.

Lundi 15

Aujourd'hui, la frontière franco-suisse rouvre. C'est un grand jour pour nous autres frontaliers.

À cause de ma chondrocalcinose, je ne peux plus bouger mon poignet gauche, malgré l'injection d'anti-inflammatoire. Mon rhumatologue me place une attelle pour quelques jours et double ma dose de cortisone.

La plupart des frontières européennes rouvrent, comme les bars et les cafés en France. Je pense à la mission Macron. Comment juger de la gestion de la crise par la France en toute objectivité ? Il faut construire une base de données qui rassemblera les informations épidémiologiques, les décisions politiques, les conséquences économiques et sociales.

Des commissions parlementaires commencent à travailler en France, auditionnent des membres du gouvernement ou des responsables de la santé publique, mais, pour ma part, je ne pourrai aboutir à des conclusions qu'au regard de données objectives et comparatives.

Depuis Einstein, pour mesurer une vitesse, il nous faut un invariant auquel se comparer, à savoir la vitesse de la lumière. Toute mission d'enquête doit se référer à un tel invariant, en l'occurrence la chronologie mondiale de la pandémie et l'état de nos connaissances au jour le jour. Alors, on estimera quand la France a été lente ou rapide.

Par exemple, au sujet des masques, je ne pourrai pas juger de ce qu'a fait la France sans évoquer ce qu'ont fait ses voisins. Au regard du confinement, il en va de même. Mais déjà je ne peux m'empêcher d'esquisser la méthode rigoureuse de comparaison. Pour commencer, il faut tenir compte de la flambée initiale, c'est-à-dire de la force avec laquelle l'épidémie touche un pays, dont je rappelle le classement :

1/ Allemagne (23 %) ;
2/ Danemark (27 %) ;
3/ Portugal (30 %) ;
4/ Autriche (30 %) ;
5/ Suède (34 %) ;
6/ Angleterre (40 %) ;
7/ Suisse (43 %) ;
8/ France (45 %) ;
9/ Pays-Bas (63 %) ;
10/ Belgique (70 %) ;
11/ Italie (95 %) ;
12/ Espagne (100 %).

Je pourrais ajouter le Canada (10 %), les USA (19 %) ou le Brésil (7 %), l'indice de flambée étant très faible sur le continent américain.

Pour la gestion de la crise en général, nous avons un indicateur simple : le nombre de jours où la mortalité est restée au-dessus de la barre de 1 mort par million d'habitants[196] :

1/ Autriche (32 jours) ;
2/ Allemagne (40 jours) ;
3/ Danemark (45 jours) ;
4/ Suisse (52 jours) ;
5/ Portugal (67 jours) ;
6/ Pays-Bas (69 jours) ;
7/ France (71 jours) ;
8/ Espagne (77 jours) ;
9/ Belgique (87 jours) ;
10/ Angleterre (90 jours) ;
11/ Italie (94 jours) ;
12/ Suède (112 jours).

Ce second classement, riche d'enseignements en lui-même, devrait être identique au précédent, car plus on saute de haut, plus on se fait mal à l'atterrissage, mais tel n'est pas le cas. Si la plupart des pays conservent plus ou moins leur classement, d'autres en revanche remontent nettement, les Pays-Bas et surtout la Suisse, tandis que d'autres descendent : l'Angleterre et surtout la Suède avec une crise qui s'éternise.

Nos bons résultats en Suisse valident notre stratégie préventive et nos hypothèses de travail : transmission majoritairement symptomatique et par gouttelettes, port du masque quand la distanciation physique est impossible, priorité à la friction hydroalcoolique et tests de dépistage aussi souvent que nécessaire.

Sur le continent américain, si le Canada a réussi à juguler la crise en 76 jours, la plupart des autres pays ne parviennent toujours pas à basculer sous le seuil de 1 mort par million d'habitants, notamment les États-Unis, le Brésil, le Mexique, l'Équateur... La durée de leur crise est inversement proportionnelle à la qualité de leur santé publique. La réussite relative du Canada démontre qu'aucun effet géographique ou climatique n'est en jeu.

Quand nous plongerons dans les chiffres, les croiserons, les malaxerons, nous leur ferons raconter une histoire qui sera sans doute différente de celle perçue au premier abord. Pour le moment, il est trop tôt pour tirer davantage de conclusions et il faudra attendre le printemps prochain pour estimer la surmortalité induite par le covid sur un an, surmortalité qui sera d'ailleurs le meilleur outil pour comparer les crises dans les pays, car chacun évalue ses victimes différemment, certains ne prenant pas en compte les morts à la maison, d'autres les morts dans les maisons de retraite, d'autres oubliant même des morts dans les hôpitaux. D'après les données récoltées par *The Economist* ou *The Financial Times*, la Suisse, la France, l'Allemagne et la Suède publient des données cohérentes alors que certains pays comme l'Espagne, l'Italie, l'Angleterre ou les États-Unis sous-évaluent leur mortalité covid[197].

Si je zoome sur les pays scandinaves, je remarque que la Suède compte huit fois plus de victimes par million d'habitants que ses voisins, ce qui, une fois de plus, démontre une gestion de crise catastrophique, qui n'a pourtant pas permis de s'approcher de l'immunité de groupe. La Suède a connu la plus longue crise en Europe et a été la dernière à repasser sous le seuil de 1 mort par million d'habitants. En faisant quasiment cavalier seul, elle prouve qu'ailleurs le confinement a été utile. Je n'ose pas imaginer le prix qu'auraient dû payer les pays du sud de l'Europe s'ils avaient adopté la stratégie suédoise. Huit fois plus de victimes au moins, peut-être bien plus encore, des effets collatéraux démultipliés, est-ce cela que voulaient les partisans du laisser-faire ?

Mardi 16

C'est le dernier jour de travail de Constance. Petit pincement au cœur. Comment les choses tourneront-elles sans son aide précieuse ?

La Chine déplore 100 nouveaux cas à Pékin après plus d'un mois et demi sans nouvelle contamination. Voilà qui démontre que cette épidémie peut repartir à tout moment. L'Inde connaît d'ailleurs une recrudescence de cas, comme le Brésil, la Russie et bien d'autres pays, notamment les États-Unis qui semblent au pied d'une nouvelle vague. En fait, ce pays n'a pas réglé sa première vague. L'épidémie se calme quand nous prenons des mesures, sinon elle flambe, ce qui prouve que le virus est parmi nous pour longtemps et que nous devons nous adapter à lui et vivre avec lui.

En France, devant la commission d'enquête parlementaire sur la gestion de la crise sanitaire, le directeur général de la santé, Jérôme Salomon, déclare que le gouvernement a « toujours suivi les recommandations internationales[198] » concernant le port du masque. On est en train de vouloir lui faire dire que désormais ces recommandations ont changé alors qu'elles n'ont pas changé, et que si elles changent à l'avenir ce sera justement pour satisfaire ceux qui voudraient qu'elles changent tout en n'ayant jamais combattu l'épidémie sur le front. Il y a en France un penchant pour une politique démonstrative, aux actions visibles, et le masque semble répondre à ce désir profond. Jamais on n'interrogerait Jérôme Salomon sur l'hygiène des mains. On cherche là où ça fait mal plutôt que d'essayer de guérir.

Mercredi 17

La presse française évoque le projet d'Emmanuel Macron de créer une mission d'audit indépendante « quitte à – une fois encore – couper l'herbe sous le pied des parlementaires[199] ». C'est bien parti pour moi qui suis apolitique.

Jeudi 18

Je reste à Croix-de-Rozon pour travailler sur ma messagerie dans la matinée, puis c'est le mariage civil d'Irène et Mathieu. Magnifiques moments en famille. Ensuite, on boit l'apéro à Lancy, dans l'appartement que louaient mes parents et où s'installent les mariés.

Vendredi 19

Je monte à La Fouly et ne m'occupe de rien d'autre que de la famille, tout en faisant en sorte que le mariage ne se transforme pas en cluster. C'est le jour de la fin de l'état de situation exceptionnelle en Suisse. Les rassemblements de 1 000 personnes sont de nouveau autorisés à condition de respecter les règles sanitaires.

Petit écart, je donne une interview à Radio-Canada, peut-être parce que j'ai effectué mon premier stage clinique là-bas, ayant le privilège d'assister les chirurgiens alors que je n'étais qu'en quatrième année de médecine.

Samedi 20

La montagne est magnifique, les prairies en fleurs, la neige brille sur les sommets, on devrait avoir un beau week-end.

Je fais le point sur la situation dans la presse, affirmant qu'on passera un bon été si chacun agit correctement[200]. J'ajoute :

– Attention, le virus n'a pas disparu ! Sur la base des résultats des tests sérologiques que nous avons effectués, nous pensons qu'environ 85 % à 90 % de la population ne dispose pas encore d'anticorps contre la maladie. Cela représente un fameux terrain de jeu pour le virus ! Néanmoins, le degré de confinement appliqué en Suisse, avec des consignes très simples (respect de la distance physique et hygiène des mains), a permis d'enrayer la propagation de la pandémie.

– Une recrudescence de cas est apparue en Italie et en Chine. Le même phénomène peut-il survenir chez nous ?

– Pour l'éviter, la clé est que tout le monde comprenne et applique les gestes barrières que je viens d'évoquer.

Le mariage se déroule à merveille. Irène et Mathieu sont radieux. Je suis ému lorsque je conduis ma fille, si belle et si formidable, jusqu'à l'autel improvisé devant le glacier pendant que Virgile chante l'*Alleluia* de Leonard Cohen.

Irène est la première de mes deux filles que je marie. Confinée à Melbourne, Laure n'est pas avec nous. Elle nous envoie une vidéo qui nous fait tous pleurer.

Irène me dit :

— Papa, on a tellement de chance, on a un si beau mariage.

Le confinement nous a tous marqués. Cette fête familiale me régénère et occupera une place de choix dans ma mémoire, comme la fin d'une époque et le début d'une autre. Nous avons gagné la première manche. Concentrons-nous pour gagner les suivantes.

Dimanche 21

Nous profitons de la famille et de la montagne, alors que les invités restés pour la nuit félicitent une fois de plus les mariés.

En fin de journée, Florence me fait son dernier point sur les messages les plus importants. Demain, elle travaillera de nouveau avec mon frère et Rosalie se retrouvera seule pour gérer le flot d'information de l'ensemble de notre service.

Lundi 22

Le Portugal réimpose des restrictions à Lisbonne, y interdisant les rassemblements de plus de 10 personnes.

Des dermatologues espagnols affirment que les solutions hydroalcooliques pourraient provoquer des brûlures cutanées lors d'une exposition au soleil. Mais non ! Une fois appliquées, elles tuent les bactéries et les virus, puis s'évaporent : il n'en reste plus du tout au bout de vingt à trente secondes. Quant au risque qu'elles prennent feu toutes seules, si on les laisse simplement au soleil sur sa serviette ou dans son sac de plage, c'est encore une légende urbaine. L'auto-inflammation de l'alcool survient à plus de 400 °C.

Incertitude sur mon emploi du temps. Jeudi, je rencontre Olivier Véran à Genève, puis soit j'aurai une vidéoconférence avec Emmanuel Macron, soit je le rencontrerai à Paris.

Sur France 24, je débats de la pertinence de la reprise de l'école aujourd'hui en France, et aussi de la rentrée de septembre[201]. Je répète que le virus sera toujours là, parmi d'autres virus, et que les gestes barrières seront plus importants que jamais.

– Ce sera une rentrée d'un nouveau genre.

Mardi 23

Seconde injection contre la chondrocalcinose. J'ai toujours mal, je ne peux pas encore arrêter les corticoïdes. Je pense à tous les patients dans des situations bien plus critiques que la mienne.

C'est gagné ! La Suisse annonce la gratuité des tests de dépistage pour tous[202]. Nous aurons bataillé plus de trois mois pour obtenir cette mesure de première nécessité. Parfois il ne sert à rien de reculer pour mieux sauter. C'était une évidence épidémiologique depuis le début.

Mercredi 24

Je retourne à La Fouly pour enregistrer une émission qui sera diffusée le 1er août pour notre fête nationale. J'éprouve du plaisir à faire découvrir les lieux qui m'ont nourri, où mes parents et leurs amis ont restauré le Grand Hôtel pour le transformer en colonie qui, depuis, accueille des enfants lors des vacances, et parfois des mariages comme celui d'Irène et Mathieu.

Dans toutes les gares, des affiches me montrent avec un masque alors que je me frictionne les mains. Un passager me demande pourquoi je ne porte pas de masque aujourd'hui.

– Il n'y a personne à moins de deux mètres de moi.

Il semble que les victimes du covid soient souvent plus jeunes aux États-Unis qu'ailleurs dans le monde[203]. Est-ce à cause de l'excès d'obésité dans leur population ? Est-ce un signe de la précarité de certaines catégories sociales ?

C'est décidé. Demain, je vais à Paris rencontrer Emmanuel Macron. L'ambassadeur m'a conseillé d'emporter mon pyjama au cas où la réunion se prolongerait.

Toujours en France, le conseil scientifique juge extrêmement probable une deuxième vague du Covid-19 à l'automne[204]. Ces prévisions à l'emporte-pièce n'ont pour but que de provoquer l'anxiété et elles n'aident en rien à établir la confiance et donc la responsabilisation. Il me semble qu'il faudrait dire et répéter aux Français qu'il n'y aura pas de seconde vague s'ils respectent les gestes barrières. Mais si on leur annonce une seconde vague comme inévitable, cela revient à formuler une prophétie autoréalisatrice, parce qu'elle est en elle-même démotivante. Face à une épidémie, il n'y a pas de bataille perdue d'avance.

Jeudi 25

En fin de matinée, je m'entretiens par téléphone avec les autres membres de la mission Macron : Raoul Briet, ancien président de chambre de la Cour des comptes, Laurence Boone, cheffe économiste de l'OCDE, Anne-Marie Moulin, directrice de recherche émérite au CNRS, et mon ami Pierre Parneix, médecin de santé publique au CHU de Bordeaux et spécialiste des questions d'hygiène hospitalière. Ils me parlent de leurs besoins en termes de ressources. Je ne comprends rien aux acronymes qu'ils utilisent, mais je finirai par me les mettre dans la tête.

Ensuite, je rejoins l'ambassade et Olivier Véran. On mange sur le pouce, échangeant quelques mots, puis un minivan nous conduit sur le tarmac de l'aéroport de Genève-Cointrin où nous attend un jet militaire français.

Véran et moi, nous avons tant de choses à nous raconter, tant de points communs, tant de vécu en partage que nous passons vite au tutoiement comme nous le faisons habituellement entre médecins. Il me vouvoie encore quand il me dit :

— Apparemment, il paraît que je vous ai emprunté l'explication « aplatir la courbe ». Si c'est le cas je tiens à m'en excuser.

Nous rions. Je le rassure :

— Ces courbes sont tellement anciennes que je ne sais pas de quels livres elles proviennent.

Je comprends qu'il est neurologue de formation, qu'il a beaucoup travaillé dans les services d'urgence, qu'il est très proche de la pratique hospitalière et du terrain. C'est un véritable plaisir de rencontrer un ministre de la Santé qui soit médecin. Il m'avoue qu'il est crevé parce qu'il a besoin de six heures de sommeil par nuit et qu'il dort moins, et ce n'est rien par rapport à Emmanuel Macron qui, lui, dort trois heures, passant ses nuits à éplucher le *Lancet*.

Nous nous posons au Bourget où nous attend une voiture qui nous amène à l'Élysée. Nous entrons dans la cour et nous arrêtons devant les marches. Un chambellan au costume noir affublé d'anneaux argentés s'empare de nos bagages et la chargée de la santé de l'Élysée nous accueille.

Comme j'ai laissé ma cravate dans ma valise, je demande si je dois la récupérer.

— Il n'est pas comme ça, me dit Olivier. Fais comme tu veux. Pas de souci.

Je décide de ne pas mettre de cravate. On nous conduit dans un salon avec une immense table où nos places sont identifiées, Macron en bout, Olivier à sa droite, moi à sa gauche, les autres collaborateurs à la suite. Au fond de la salle, un écran géant montre les quatre autres membres de la commission.

Emmanuel Macron arrive avec huit minutes de retard. Il s'excuse, salue ses collaboratrices, se place devant moi, joint ses mains comme pour la prière, baisse la tête et me dit :

— Namasté.

Je lui réponds « namasté » tout en pensant à la fin du *Geste qui sauve*, qui suggère de remplacer la traditionnelle poignée de main, héritage guerrier, par le namasté, geste de paix dans un monde en paix.

Emmanuel Macron se frictionne les mains, respectant le protocole « le bout des doigts d'abord », puis me tend ma lettre de mission. Il me la résume, me demande si j'ai des questions, mais je lui propose d'interroger en priorité mes quatre collègues français, qui connaissent mieux le système que moi.

Chacun s'exprime brièvement, employant parfois des termes administratifs que je ne comprends pas toujours.

Pour ma part, je lui explique notre future méthode de travail : suivre jour après jour les décisions de la France en les comparant aux décisions des autres pays et aux informations dont nous disposions dans le temps.

— Notre rapport sera dynamique.

Nous discutons des échéances. Je lui précise qu'à l'automne nous ne lui proposerons pas un rapport préliminaire, mais plutôt une série de conseils en relation avec nos observations. Nous lui communiquerons un rapport comme convenu fin décembre, mais ne bouclerons probablement notre travail qu'à la fin du printemps 2021, quand nous disposerons de toutes les données épidémiologiques, notamment concernant la surmortalité. Il me comprend fort bien, nous sommes d'accord, les experts en vidéoconférence se déconnectent. Il me raccompagne jusqu'à la voiture qui m'attend au pied des marches de l'Élysée. Il me dit tenir à mon indépendance et qu'en cas de difficulté, je dois le lui faire savoir directement.

Une fois dans la voiture, le lieutenant gendarme conducteur, me dit :

— Ça ne vous dérange pas si je mets de la musique ?

— Mais pourquoi pas !

Il enclenche la sirène et nous fonçons à travers Paris direction gare de Lyon.

Pendant mon voyage de retour, les médias français parlent de ma nomination, de nombreux journalistes tentent de me joindre. Je laisse passer la vague. Quand j'arrive à Croix-de-Rozon, une table a été dressée dans le jardin pour un conseil de famille. Lors d'une bousculade avec les ados, Séverine est tombée, s'est entaillé la pommette gauche et on dirait qu'elle sort d'un match de boxe. Je me souviendrai de cette journée. La réalité quotidienne a le don de me rattraper et de m'ancrer au sol.

Vendredi 26

Des scientifiques barcelonais découvrent des traces du covid dans des échantillons d'eaux usées prélevés en mars 2019, donc un an avant le début de l'épidémie, laissant sous-entendre que le virus était présent depuis bien longtemps en Europe[205]. Cela reste à confirmer, mais, souvent, avec un nouveau virus, on fait remonter de plus en plus loin son origine. Avec le VIH, on a même émis l'hypothèse qu'il était passé du singe à l'homme en 1884[206].

Effarement devant les images montrant les plages anglaises bondées[207]. Si nous doutions d'être des animaux grégaires, nous en avons la preuve. Ces comportements m'inquiètent. L'été risque d'être un merveilleux bouillon de culture pour le virus si nous oublions la distanciation physique. Il y a moins de risque en extérieur, mais il ne faut pas jouer avec le feu.

Cet événement révèle le ras-le-bol de la population. Trop, c'est trop. À un moment, nous cessons d'être prudents, parce que toute notre vie nous pondérons les dangers et que nous savons intimement qu'il n'existe pas de risque zéro, alors nous nous disons : « Tant pis pour cette fois », un peu comme le fumeur qui allume une cigarette de plus. Nous devons poursuivre la stratégie multimodale tant que nous n'aurons pas un traitement ou une bonne immunité de groupe.

Dimanche 28

La *task force* se donne un objectif pour l'avenir : assurer l'indépendance du canton de Genève pour les produits médicaux de première nécessité, notamment le gel hydroalcoolique, les médicaments et les tests de dépistage.

Lundi 29

Aux HUG, fin de l'obligation de porter un masque pour les patients et les visiteurs.

Première vidéoconférence avec les membres de la mission Macron, que nous décidons de renouveler tous les lundis. La tâche est immense. J'associerai des chercheurs de mon équipe au projet, car au-delà de l'analyse de la situation française, nous avons besoin d'un portrait global de la gestion de la crise dans les différents pays. C'est à cette seule condition que nous tirerons des leçons pour l'avenir et découvririons ce qui a le mieux fonctionné tout en impactant le moins nos quotidiens.

Aux États-Unis, la Food and Drug Administration alerte contre certaines solutions hydroalcooliques contenant du méthanol, le plus simple des alcools, mais toxique, à ne pas confondre avec l'éthanol, utilisé dans la formulation 1 de l'OMS et qui se retrouve dans les apéritifs et les vins[208]. Certaines solutions contiennent même du 1-propanol, aux effets psychotropes quatre fois supérieurs à ceux de l'éthanol, ce 1-propanol ne devant pas être confondu avec le 2-propanol, l'isopropanol employé dans la formulation 2 de l'OMS. Quelques industriels sont prêts à tout pour faire des économies. Toutes les productions non réglementées, notamment celles exceptionnelles en temps de crise, devraient avoir pour obligation de suivre les recommandations OMS. Je suis toujours très fâché quand des opportunistes cherchent à s'enrichir sur mon dos, quitte à introduire le doute sur les bienfaits de la friction hydroalcoolique.

Mardi 30

Aujourd'hui paraît notre lettre *Surfing the Covid-19 Scientific Wave*, critique envers les études qui prétendent que le covid se transmet par aérosol. Nous attendons encore la publication de notre seconde lettre au *Lancet*. L'aventure continue, la science est en mouvement, nos certitudes aussi.

Sur Twitter, Darius Rochebin m'interroge sur le financement de la recherche[209]. Je réponds que nous avons besoin des firmes privées, mais que nous montons systématiquement des comités d'experts externes pour valider nos travaux. Aucune méthode n'est parfaite, mais sans ce montage il n'existerait plus de recherche. Dans les commentaires, je me fais assassiner, je suis un vendu, on m'oppose à Didier Raoult, lui-même pourtant davantage financé par le privé que moi. Il me semble que c'est l'éthique et l'intégrité de chacun qui sont en cause.

Par exemple, pour démontrer que le confinement n'a servi à rien, des internautes affirment qu'en France, 99,96 % des Français ont survécu au covid. Oui, bien sûr. On peut faire le même calcul pour les accidents de la route qui épargnent 99,99 % des Français, le cancer qui laisse survivre 99,76 % d'entre eux, et même la mort, qui les oublie à 99,08 %. Avec ces amalgames, on pourrait en conclure que la prévention routière ne sert à rien, que même la médecine ne sert à rien. Il est nauséabond de penser la vie humaine en termes de pourcentage. Il faut se poser une simple question :

« Si je suis malade, est-ce que je veux être soigné ? »

Et, en premier lieu : « Est-ce que j'aimerais ne pas tomber malade ? »

Il faut se mettre à la place des statistiques et y ranger sa famille, ses amis, ses proches. Les chiffres sont dangereux. Parler uniquement des victimes du covid, c'est négliger les effets secondaires neurologiques, cardiovasculaires, respiratoires qui empoisonneront longtemps, voire à jamais, certains survivants. On ne peut pas se satisfaire d'une politique sanitaire qui joue avec les pourcentages, oubliant qu'il s'agit de vies humaines.

Quand je découvre que le nombre de nouveaux cas augmente quotidiennement de 1 à 2 % dans le monde, je pense aux malades, à leurs familles. Je n'accepte pas la souffrance, pas plus que la violence dont elle est le corollaire. Je suis un pacifiste, et un pacifiste soigne. Quand je rentre à Croix-de-Rozon, je trouve Séverine bouleversée.

— Dans le tram, j'ai vu un jeune type, très beau, le style banquier, me dit-elle. Il portait un masque avec un énorme logo Gucci. Tu te rends compte ?

Elle ne tient plus en place.

— T'as vu à quelle vitesse le système a métabolisé le covid ? Bienvenue dans le monde d'avant.

Je la prends dans mes bras, lui caresse le dos pour calmer sa rage. Elle ne supporte pas les profiteurs, les exploiteurs de la détresse humaine, et peut-être plus encore ceux qui, comme ce jeune homme, tombent dans leur piège alors qu'ils devraient être les premiers à résister. Le covid est devenu une opportunité pour les marques, pourra-t-il être une opportunité pour davantage d'entente et de coopération ? Je me battrai pour, mais d'abord je dois foncer au jardin où nous avons une nouvelle fuite d'eau monstrueuse.

Épilogue
Le serment d'Hippocrate

Le 1er septembre 2020, une infirmière brésilienne m'écrit :

« Le coronavirus a trouvé chez nous son paradis. J'espère que la vérité se fera, mais je n'y crois pas. De nombreuses personnes corrompues profitent et continueront de profiter de cette pandémie. Qui veut encore dépenser son argent pour venir passer ses vacances dans cet enfer, sinon ceux qui ne le connaissent pas et croient aux fables pour enfants ? »

Le Brésil décompte plus de 1 mort par million d'habitants depuis 152 jours, seuls les États-Unis font pire avec une crise qui dure depuis 163 jours. Ces deux pays, et d'autres du continent américain, nous démontrent que la pandémie est loin d'être terminée. Que nous réserve l'avenir ?

Je ne suis pas davantage devin en cette fin d'été qu'en janvier quand nous ne connaissions rien du nouveau virus, mais j'imagine deux scénarios. Dans le premier, nous réussissons à contrôler l'épidémie, à la maintenir au stade des vaguelettes ; dans le second, elle nous échappe de nouveau et, en l'absence de traitement, malgré les progrès thérapeutiques, nous risquons de devoir recourir à des semi-confinements localisés, voire généralisés. La suite ne dépend que de notre capacité à appliquer les gestes barrières, mais encore faudrait-il que l'infodémie ne brouille pas les recommandations sanitaires, Trump à lui seul ayant démontré le pouvoir dévastateur des *fake news*.

J'ai eu de quoi être inquiet quand tout le monde s'est mis à croire que le covid se transmettait majoritairement par aérosol et que les politiques ont imposé le port du masque en extérieur, parfois même à vélo. En France, tout a commencé par Marseille, puis le mouvement s'est propagé aux autres villes, nourri par de fausses interprétations des données épidémiologiques. Même des villages de campagne ont imposé le port du masque !

Quand on trace la courbe des cas testés positifs en France, on constate que, au cours de l'été, elle est remontée pour atteindre le sommet de la mi-mars, à la veille du confinement, dessinant une seconde vague. Les uns ont paniqué, les autres ont pensé que le virus avait muté pour devenir moins dangereux parce que ce réveil de l'épidémie s'accompagnait de peu de nouvelles hospitalisations.

La vérité est tout autre. Si on étudie la courbe des nouveaux cas testés positifs, on étudie la capacité de test et non l'épidémie elle-même. Pour y voir plus clair, il faut estimer l'évolution dans le temps du nombre de cas réels. Une façon simple d'y parvenir est de reprendre la méthode que j'ai esquissée le 7 février : quand on a un mort un jour donné, on peut en déduire qu'il a été le malchanceux des 200 personnes infectées un mois plus tôt (le taux de mortalité estimé étant plus proche de 0,5 % que de 1 %). Ainsi on peut remonter dans le temps, reconstruire *a posteriori* le nombre de cas réels au jour le jour. On constate alors que, loin d'être revenus au niveau de la mi-mars, les cas avoisinent le niveau observé au tout début février, quand personne ou presque n'était hospitalisé à cause du covid.

Lors de mes interventions dans les médias, j'ai tenté de rappeler ces évidences scientifiques, de n'être ni inquiétant, ni de cacher la possibilité d'une reprise épidémique si nous ne sommes pas collectivement solidaires. Je me suis efforcé de combattre l'infodémie, d'en revenir aux faits. Je dois avouer que ce n'est pas toujours facile.

Pour justifier le port du masque à tort et à travers, on m'a répété que les mains ne pouvaient pas jouer un rôle clé dans la propagation du virus. Nous les utilisons de manière si intuitive que nous n'avons pas conscience des dizaines d'objets qu'elles touchent à tout moment, notamment quand nous sommes à l'intérieur. Un malade du covid ne laisse pas derrière lui une traînée qui flotte dans l'air durant des heures, mais potentiellement il dépose de-ci de-là des virus que nous pouvons récolter par mégarde. Je ne dispose pas d'étude scientifique pour le confirmer, mais, par analogie avec d'autres virus respiratoires comme celui de la grippe, je ne serais pas surpris qu'au moins la moitié des infections s'effectuent par contact et le reste par inhalation du virus quand la distanciation sociale n'est pas respectée.

Concernant la transmission par aérosol, la science progresse. Les Chinois ont étudié deux bus transportant des pèlerins bouddhistes et montré que dans un des deux bus, une seule personne infectée aurait contaminé plus de vingt autres passagers, donc plus loin que dans son proche entourage[210]. Cette étude est convaincante au premier abord. Toutefois elle n'exclut pas que cette malade ait semé du virus en montant à bord, en le répandant avec ses mains, et c'est toute la difficulté des études voulant démontrer un effet aérosol sur des cas ponctuels, et qui contrediraient nos observations épidémiologiques à large échelle sur le terrain après plus de six mois de pandémie. Comme avec tous les virus respiratoires, le covid est possiblement transmissible par aérosol dans certaines circonstances. Je le dis depuis le début. Mais, quand il s'agit de santé globale, il ne faut pas se focaliser sur des « possiblement » et des phénomènes à bas bruit. Nous devons nous défendre là où le couteau pénètre nos défenses, non là où il nous égratigne.

J'ai pu lire sur Twitter : « En février, les Français ont passé leur temps à se laver les mains : résultat plus de 30 000 morts. »

J'aurais aimé que les Français deviennent des spécialistes de l'hygiène des mains, mais il s'agit d'un art difficile, même pour les professionnels de santé. Voilà pourquoi chaque fois que nous parlons du port du masque, nous devrions aussi parler de l'hygiène des mains. L'un ne va pas sans l'autre, et l'hygiène des mains doit être pratiquée plus souvent. Dans les faits, on a parlé des centaines de fois plus du masque[211]. Si les vaguelettes se multiplient, c'est peut-être la preuve qu'à lui seul il est insuffisant à stopper le covid, et qu'il vaut mieux un port du masque au bon moment et une hygiène des mains rigoureuse. Nous avons l'exemple de l'Espagne où très tôt le port du masque a été rendu obligatoire, où les consignes ont été respectées, mais où l'épidémie a beaucoup de mal à être jugulée[212]. Bien sûr que le port du masque est utile dans certaines circonstances, mais il n'est pas la panacée.

En santé publique, on doit toujours se méfier des effets collatéraux des mesures. Quand le masque devient une obligation dans des situations injustifiées, des gens mettent en doute la parole officielle et la prévention en général en pâtit, comme quand, le samedi 29 août, des dizaines de milliers de manifestants antimasques, ne respectant aucune des consignes et mesures barrières, ont déferlé dans Berlin ainsi que dans Londres, Berne ou Paris. Il est rapidement apparu que ces prétendus défenseurs des libertés étaient contre les masques, contre les vaccins, contre les gouvernements, contre *tout* au nom de leur seule liberté, négligeant qu'en société, nous devons accepter quelques contraintes qui, finalement, loin de réduire nos libertés, les augmentent : une personne en bonne santé est plus libre que si elle était malade.

Ces manifestations expriment peut-être l'incompréhension. Nous avons tous été déstabilisés par la divergence des réponses gouvernementales. Mais, avec le recul, je crois que ce grand désordre a été et reste notre chance. Personne au début n'avait de solution, surtout pas quand nous avons appris que le virus était partout, se multipliant sournoisement depuis longtemps. Alors nous avons essayé ici une mesure, là une autre, mimant inconsciemment l'évolution biologique à l'échelle de la planète. Ce qui ne marchait pas a été écarté, ce qui a marché a été sélectionné et nous sortons de la première phase de la crise avec de nouveaux enseignements :

1/ Construire les systèmes de santé autour de la prévention, prévenir revenant moins cher humainement, financièrement et socialement que guérir.

2/ Créer des hôpitaux aux structures fluides pour répondre aux situations imprévisibles.

3/ Produire localement les équipements et médicaments essentiels. Préférer le flux tendu au stockage plus coûteux, moins pérenne, moins adaptable. S'appuyer sur l'économie de paix et la développer, et ainsi corriger les innombrables bugs de la mondialisation.

4/ Une pandémie suit une autre pandémie. Élever le degré de responsabilité des citoyens. Plus l'État fait confiance aux citoyens, plus les citoyens lui font confiance.

5/ Faire en sorte que les gestes barrières ne soient pas oubliés après le covid. On fait des exercices d'alerte incendie dans les hôpitaux, les écoles ou les entreprises, il faut considérer une épidémie comme un incendie et entraîner toute la société à réagir. La grippe saisonnière pourrait être une occasion de pratiquer les gestes barrières, à commencer par l'hygiène des mains, la distanciation physique et le port du masque pour protéger les autres dès les premiers symptômes.

6/ Cultiver la confiance dans les évidences scientifiques dûment validées, développer le sens critique face aux intuitions de tel ou tel. Quand la science ne sait pas, il faut parfois prendre des risques, mais pas plus qu'un médecin qui administre tel ou tel traitement à un de ses patients. Le danger est de faire croire qu'on sait quand on ne sait pas.

7/ La méthode de l'essai et de l'erreur est la seule applicable face à une situation nouvelle dont la complexité nous dépasse, entremêlant santé, économie, éducation, sociologie, psychologie... Chacun peut se tromper, mais celui qui s'est trompé peut avoir raison la prochaine fois. En l'absence de certitude et de recul, nous devons accepter un peu de flou dans nos réponses, parce que si nous adoptons tous la même stratégie, et qu'elle s'avère inefficace, c'est une catastrophe. En ce sens, une organisation comme l'OMS, en plus d'émettre des recommandations, doit observer ce qui marche sur le terrain pour l'éclairer aux yeux de tous, en l'adaptant si nécessaire. Nous devons être pragmatiques.

8/ L'administratif ne doit jamais prendre le dessus sur le médical.

9/ On ne peut pas vaincre une épidémie sans solidarité. Solidarité entre soignants, entre citoyens, entre secteur privé et secteur public.

10/ Selon la logique de l'approche multimodale, on doit communiquer encore et encore, quitte à exprimer ses doutes et ses incertitudes. Faute de connaissances précises, on ne peut adapter ses comportements, on ne peut réagir avec intelligence, et ensemble on est moins intelligent. Or, l'intelligence collective est indispensable pour trouver les meilleures solutions possibles aux nouveaux problèmes.

Toutes les pandémies diffèrent[213], comme tous les patients, tous les hôpitaux, tous les systèmes de santé, mais à leur contact on apprend, on acquiert des réflexes, on se retrouve de moins en moins nu face à l'imprévu. Surtout, on s'arme d'une méthode.

Ma leçon la plus importante aura été philosophique, induite par une émotion, celle de nous sentir unis dans un même combat. J'ai toujours cru en l'humanité, mais, en dépit de ses couacs, elle s'est en quelque sorte révélée dans sa beauté à l'occasion de cette lutte qui pour une fois ne nous opposait pas les uns aux autres. Cette humanité a du sens pour la simple raison qu'elle peut se mobiliser. Cela me donne de l'espoir pour l'avenir.

Malgré les difficultés et les drames, malgré une charge émotionnelle et mentale que je ne savais pas supportable, j'ai senti l'humanité se mettre en action pour sa propre défense. J'ai eu la sensation de vivre des mois charnières qui compteront peut-être autant que ceux qui ont précédé et suivi la découverte du feu ou de l'électricité, des mois où nous avons joint nos forces, inventé une énergie de coopération, partagé nos connaissances comme jamais auparavant et somme toute travaillé main dans la main.

Cette crise m'a ouvert les yeux sur l'absurdité du primat économique, un moyen, mais en aucune manière un objectif ; or, il m'est apparu qu'une société en bonne santé doit avoir un objectif auquel la grande majorité des concitoyens adhère. Je suis médecin, un biais indéniable me pousse à penser à la santé d'abord, la santé au sens large. Peut-être peut-on imaginer une direction différente, l'important étant d'en choisir une vers laquelle marcher tous ensemble comme nous avons un temps marché contre le covid.

Pour sceller ce pacte de la santé prioritaire, les hommes et les femmes politiques devraient dès leur nomination prêter le serment d'Hippocrate :

Je prends l'engagement solennel de consacrer ma vie au service de l'humanité. Je considérerai la santé et le bien-être de mon patient [concitoyen] comme ma priorité. Je respecterai l'autonomie et la dignité de mon patient [concitoyen]. Je veillerai au respect absolu de la vie humaine. Je ne permettrai pas que des considérations d'âge, de maladie ou d'infirmité, de croyance, d'origine ethnique, de genre, de nationalité, d'affiliation politique, de race, d'orientation sexuelle, de statut social ou tout autre facteur s'interposent entre mon devoir et mon patient [concitoyen][214].

Prêter serment revient à éveiller sa vigilance éthique et à faire de la santé une priorité. Si avant le début de la crise covid certains politiciens avaient prêté serment, ils auraient peut-être évité de nombreuses erreurs.

1/ Ils n'auraient jamais rechigné à investir dans la santé.

2/ Ils n'auraient pas regardé la Chine comme un pays du tiers-monde. Ils se seraient mis à la place des malades chinois et auraient compris que leur gouvernement n'adoptait pas des mesures radicales pour la frime.

3/ Ils auraient créé des comités scientifiques pluridisciplinaires incluant économistes et sociologues en plus d'épidémiologistes, d'infectiologues et de spécialistes de la prévention des infections, plutôt que de choisir les scientifiques les plus titrés.

4/ Ils auraient immédiatement investi pour lutter contre le virus, multipliant la capacité de test et la production des moyens de protection.

5/ Ils auraient écouté leurs collègues étrangers pour apprendre d'eux et gagner du temps. Ils auraient tout fait pour renforcer l'OMS plutôt que de briser ses fondations. Dans un monde globalisé, nous avons besoin d'une gouvernance sanitaire mondiale.

Quand une nation est en guerre, ses dirigeants deviennent des chefs de guerre. Quand une nation affronte une pandémie, ses dirigeants doivent devenir des médecins, avec le devoir de prendre parfois des décisions difficiles.

J'entends déjà ceux qui me traiteront de naïf, qui diront que la mort fait partie de la vie et qu'il faut l'accepter. La mort, je l'ai côtoyée plus que nécessaire. Je ne rêve pas d'une société du risque zéro. La prévention ne vise qu'à réduire les risques, elle ne peut pas les éliminer. Elle aspire à minimiser les souffrances, elle aspire à la paix. J'ai passé ma vie à batailler pour que la culture de la prévention infuse dans les hôpitaux. Elle doit infuser plus loin, baigner toute la société, avec discrétion. Il suffit parfois de quelques mots au bon moment.

« Tu t'es lavé les mains avant de manger ? »

« Tu t'es lavé les mains en sortant des toilettes ? »

La prévention n'est pas compliquée, elle s'apparente à une forme de respect. C'est une responsabilité quand nous vivons dans une société hautement connectée où les pathogènes circulent aussi vite que les informations.

Avec l'interdépendance grandissante, la fréquence des crises sanitaires ne cessera d'augmenter. Pour les combattre, nous avons durant ces derniers mois développé une méthode, une attitude, une approche, une vigilance. Un plan pandémie universel ne peut être écrit que pour être modifié et adapté, parce que la prochaine maladie nous surprendra. C'est le bon état d'esprit qui compte.

La certitude que le match ne se gagne qu'ensemble.

La certitude que les autres certitudes sont dangereuses.

Postface

L'histoire de ce livre

Didier Pittet et Thierry Crouzet se sont rencontrés au printemps 2012 grâce à Geneviève Morand. En 2013, Thierry a écrit *Le Geste qui sauve,* l'histoire des formulations hydro-alcooliques à travers la vie de Didier. Ce texte a été placé sous licence Creative Commons pour qu'il soit libre de droits, comme les formulations hydroalcooliques OMS. Depuis, Didier et Thierry n'ont cessé de discuter, de se voir, de voyager ensemble. À l'initiative de Didier, Thierry a écrit *Résistants,* un thriller pour alerter sur le problème de la résistance des bactéries aux antibiotiques. Par la suite, fin 2018, Thierry s'est attaqué à *Adapter pour adopter,* la suite du *Geste qui sauve,* mais pris par d'autres projets, il n'a plongé dans le sujet que début 2020 en même temps que l'épidémie covid débutait. Durant la crise, il a passé deux séjours en immersion avec les équipes des HUG. Comme il parlait souvent avec Didier et mesurait le poids historique des événements, il lui a demandé de tenir son journal. Didier a rechigné avant de s'y mettre, envoyant aussi fréquemment que possible des mémos audios adressés en même temps à Patrick Chappatte qui, lui, s'est lancé dans une BD, *Au cœur de la vague.*

Thierry a bouclé *Adapter pour adopter* fin juin 2020. C'est alors que Delphine Bodge, amie de Didier et Thierry, leur a suggéré de raconter la crise covid. Thierry a fait suivre l'idée à Lilas Seewald, son agent, et le travail a commencé sur les chapeaux de roues.

Pour reconstituer le journal quasi quotidien de Didier durant les six premiers mois de 2020, Thierry a utilisé les messages de Didier, ses échanges avec lui, ses souvenirs et ceux de Didier qu'ils ont ravivés ensemble en parcourant méthodiquement son agenda. Thierry a croisé cette chronologie avec l'actualité mondiale, avec les textes que lui-même a publiés sur son blog au cours de l'épidémie, tentant d'entrer dans la peau de Didier et d'imaginer ses pensées, tout en effectuant des rappels sur l'histoire des formulations hydroalcooliques et de la prévention des infections. Comme avec *Le Geste qui sauve,* Thierry n'a pas hésité à donner un cadre philosophique et politique aux actes de Didier, Didier les assumant ou les rejetant lors de ses relectures. Le récit final est une œuvre conjointe, Thierry ayant tendance à la présenter comme un roman dont Didier serait le héros vivant, et Didier considérant que tout le mérite de ce récit revient à Thierry.

Ce texte, comme *Le Geste qui sauve,* est diffusé sous licence Creative Commons. Il s'inscrit logiquement dans l'économie de paix. Les auteurs ont cédé les droits de commercialisation à Hugo Doc pour la France et les territoires francophones.

Notes de fin

1 « Die Medicin ist eine soziale Wissenschaft, und die Politik ist weiter nichts, als die Medicin im Grossen », *Rudolf Virchow: Politik als Medizin im Großen.*

2 Le 5 mai 2020, 23 564 hôpitaux dans 184 pays suivent le programme Clean Hands is Safer Care de l'OMS.

3 « Undiagnosed Pneumonia - China (HU) », *ProMed,* 30 décembre 2019.

4 Les coronavirus sont classés en quatre genres. Les virus OC43 et 229E sont responsables d'environ 10 % à 15 % des rhumes.

5 « Novel Human Virus? Pneumonia Cases Linked to Seafood Market in China Stir Concern », *Science,* 3 janvier 2020.

6 « Pneumonia of Unknown Cause – China », OMS, 5 janvier 2020.

7 « The Chinese Scientist Who Sequenced the First COVID-19 Genome Speaks Out About the Controversies Surrounding His Work », *Times,* 24 août 2020.

8 « Nombre de reproduction de base », *Wikipedia.*

9 Bien sûr, cette défense n'est pas universelle. Elle est inefficace contre le HIV par exemple et toutes les maladies sexuellement transmissibles.

10 « Train-the-Trainers in Hand Hygiene: An Open Access Standardized Approach to Guide Education in Infection Prevention and Control », *BMC,* 30 décembre 2019.

11 « Estimates of SARS Death Rates Revised Upward », *CIDRAP,* 2003.

12 « Up to 650 000 People Die of Respiratory Diseases Linked to Seasonal Flu Each Year », *OMS*, 14 décembre 2017.

13 « Recul spectaculaire de la mortalité due à la grippe », *Ined*, septembre 2010.

14 Estimations sujettes à caution. « Covid-19 Is Nothing Like the Spanish Flu », *Wired*, 13 mars 2020.

15 « Nouveau coronavirus – Chine », *OMS*, 12 janvier 2020.

16 « Taiwan Raises Travel Alert for Wuhan City Over Coronavirus Outbreak », *Focus Taiwan*, 16 février 2020.

17 « A Taiwan Health Official Tried to Warn the World About the Novel Coronavirus », *The Washington Post*, 10 août 2020.

18 « Japan Confirms First Case of Infection From Wuhan Coronavirus; Vietnam Quarantines Two Tourists », *The Straits Time*, 16 janvier 2020.

19 « Human-to-Human Transmission Confirmed in China Coronavirus », *AP News*, 20 janvier 2020.

20 « Global Health Lessons From an Epidemic », *Barcelona Institute of Global Health*, 17 mars 2016.

21 « Trump Says he Trusts China's Xi on Coronavirus and the Us Has It 'Totally Under Control' », *CNBC*, 22 janvier 2020.

22 « Hôpital Fangcang », *Wikipedia*.

23 « Statement on the Meeting of the International Health Regulations (2005) Emergency Committee Regarding the Outbreak of Novel Coronavirus (2019-nCoV) », *OMS*, 23 janvier 2020.

24 « Clinical Features of Patients Infected With 2019 Novel Coronavirus in Wuhan, China », *The Lancet*, 24 janvier 2020.

25 « It Will All Work Out Well », *Twitter*, 24 janvier 2020.

26 « Coronavirus : Agnès Buzyn estime "totalement inutile" le port de masque pour les non-contaminés », *BFM*, 26 janvier 2020.

27 « Déclaration sur la deuxième réunion du Comité d'urgence du Règlement sanitaire international (2005) concernant la flambée de nouveau coronavirus 2019 (2019-nCoV) », *OMS*, 30 janvier 2020.

28 « Transmission of 2019-nCoV Infection from an Asymptomatic Contact in Germany », *New England Journal of Medicine*, 30 janvier 2020.

29 « Formulations des Produits hydroalcooliques recommandés par l'OMS », *OMS*.

30 « Nowcasting and Forecasting the Potential Domestic and International Spread of the 2019-Ncov Outbreak Originating in Wuhan, China: A Modelling Study », *The Lancet*, 31 janvier 2020.

31 « Trump to U.N.: "We Reject the Ideology of Globalism" », *National Review*, 25 septembre 2018.

32 « Coronavirus : "le risque le plus important est la panique", estime Didier Raoult, spécialiste des maladies infectieuses », *France 3*, 31 janvier 2020.

33 « Explication sur l'épidémie de coronavirus avec Didier Pittet, médecin-chef service prévention et contrôle infection aux HUG », *RTS*, 2 février 2020.

34 « Why one Hong Kong Doctor is in Support of a Medical Strike Amid The Coronavirus Outbreak », *Quartz*, 31 janvier 2020.

35 « Alerte Pandémie », *RTS,* 22 août 2018.

36 « Coronavirus: les Suisses évacués de Chine ont atterri près de Marseille », *Le Nouvelliste,* 2 février 2020.

37 « Coronavirus : l'anxiogerme ? », *TSR,* 6 février 2020.

38 « Coronavirus : les Hongkongais se jettent sur le papier toilette après des rumeurs de pénurie », *20 Minutes,* 7 février 2020.

39 « Labs Scramble to Spot Hidden Coronavirus Infections », *Science,* 11 février 2020.

40 « Un touriste chinois de 80 ans, infecté par le coronavirus et hospitalisé en France, est mort », *Le Monde,* 15 février 2020.

41 « Coronavirus : vol à main armée de papier toilette à Hong Kong », *Le Figaro,* 17 février 2020.

42 Tweet de FranceInter, 18 février 2020.

43 « Chine – Envoi de fret médical en solidarité avec la Chine à destination des structures hospitalières de Wuhan et de la province du Hubei », *France Diplomatie,* 19 février 2020.

44 « Le Tessin craint la contamination au coronavirus : débat entre Marco Chiesa et Didier Pittet », *TSR,* 23 février 2020.

45 « Report of the WHO-China Joint Mission on Coronavirus Disease 2019 (COVID-19) », *OMS,* 24 février 2020.

46 « Coronavirus : vers une sortie de crise ? », *YouTube,* 15 février 2020.

47 « Breakthrough: Chloroquine Phosphate Has Shown Apparent Efficacy in Treatment of COVID-19 Associated Pneumonia in Clinical Studies », *BioScience Trends,* 19 février 2020.

48 « Experte zum Corona-Ausbruch: Man muss jetzt nicht die halbe Schweiz unter Quarantäne stellen" », *Neue Zürcher Zeitung,* 26 février 2020.

49 « Il n'y a aucune raison de s'alarmer », *Le Temps,* 26 février 2020.

50 « Il n'y pas de sujet de pénurie de masques, selon le directeur général de la Santé », *Public Sénat,* 26 février 2020.

51 « Proper Way to Wash your Hands », *Instagram,* 27 février 2020.

52 « Grippe saisonnière 2018/19 », *Infovac.ch,* 15 juillet 2019.

53 « La pointe des doigts, puis les mains frottées l'une sur l'autre façon Mitterrand. », *Twitter,* 1er mars 2020.

54 « Décret n° 2020-197 du 5 mars 2020 relatif aux prix de vente des gels hydroalcooliques », *Legifrance,* 6 mars 2020.

55 « The Women Behind me at the Aldi Check Out », *Twitter,* 3 mars 2020.

56 « Rationing and Robbery: Coronavirus Outbreak Sparks Toilet Roll Panic », *Reuters,* 6 mars 2020.

57 « Emmanuel et Brigitte Macron au théâtre pour inciter les Français à sortir malgré le coronavirus », *BFMTV,* 7 mars 2020.

58 Elle a notamment été popularisée par le CDC en 2017. « Community Mitigation Guidelines to Prevent Pandemic Influenza », 21 avril 2017. Le 29 février 2020, elle est reprise par *The Economist* (« Covid-19 is now in 50 Countries, and Things Will Get Worse »).

59 « Le facteur temps, maintenant décisif contre le coronavirus », *Twitter*, 9 mars 2020, 11 heures.

60 « Nous avons un objectif : freiner la propagation du #coronavirus. Une image vaut mille mots, voici donc un schéma pour vous expliquer notre stratégie », *BFMTV*, 9 mars 2020, 21 heures.

61 « How Will Country-Based Mitigation Measures Influence the Course of the COVID-19 Epidemic? », *The Lancet*, 9 mars 2020.

62 « Coronavirus: des acteurs culturels alertent les jeunes », *Le Temps*, 10 mars 2020.

63 « Des gestes simples pour freiner le Coronavirus », *YouTube*, 10 mars 2020.

64 « Petite BD à l'usage des enfants, ados, parents & profs ! », *Patrick Chapatte*, 10 mars 2020.

65 « Message important concernant le coronavirus », *Twitter*, 10 mars 2020.

66 « Coronavirus : pourquoi l'inventeur du gel hydroalcoolique n'a "pas gagné un centime" avec sa trouvaille ? », *BFMTV*, 10 mars 2020.

67 « Coronavirus : qui est l'inventeur du gel hydroalcoolique ? », *RTL*, 14 mars 2020.

68 « WHO Announces COVID-19 Outbreak a Pandemic », *OMS*, 12 mars 2020.

69 « "De grâce, écoutez-nous" : des médecins italiens dénoncent la minimisation des dangers du coronavirus », *L'Obs*, 12 mars 2020.

70 « Fermer l'aéroport de Genève n'est absolument pas une option », *La Tribune de Genève*, 12 mars 2020.

71 « L'art du confinement face au virus », *RTS*, 12 mars 2020.

72 « Titeuf & le coronavirus », *YouTube*, 13 mars 2020.

73 « Soins, transmission, hygiène : comment lutter contre le Covid-19 », *L'Illustré*, 19 mars 2020.

74 « Coronavirus : en Italie, des applaudissements aux balcons pour le personnel soignant », *Europe 1*, 14 mars 2020.

75 Site stop-covid.org et groupe Facebook.

76 « L'invité de la rédaction : Didier Pittet », *RTS*, 14 mars 2020.

77 « Coronavirus : diagnostiquons et traitons ! Premiers résultats pour la chloroquine », *YouTube*, 16 mars 2020 ; « Hydroxychloroquine and Azithromycin as a Treatment of COVID-19: Results of an Openlabel Non-Randomized Clinical Trial », *IHU*, 18 mars 2020.

78 « Les mesures de confinement », *HUG*, 17 mars 2020.

79 « C'est maintenant que tout se joue », *Leman bleu*, 17 mars 2020.

80 « Mauro Poggia appelle au calme et à la responsabilité », *La Tribune de Genève*, 17 mars 2020.

81 « – 39% en un mois : le plongeon historique du CAC 40 en six dates », *La Tribune*, 18 mars 2020 ; « Avec l'épidémie de Covid-19, les Bourses peuvent encore baisser de 15 % à 20 % », *Le Monde*, 9 mars 2020.

82 « Soirée spéciale Coronavirus », *RTS*, 18 mars 2020.

83 « Respectons les consignes pour éviter un confinement total », *La Tribune de Genève,* 19 mars 2020.

84 « Contre le coronavirus, la discipline suisse », *Le Temps,* 20 mars 2020.

85 « Coronavirus : en Pologne, la vodka confisquée servira de désinfectant », *MSN,* 20 mars 2020.

86 « Coronavirus en Martinique : des distilleries fournissent de l'alcool pour fabriquer du gel hydroalcoolique », *France Info,* 21 mars 2020.

87 « Coronavirus : lancement d'un essai clinique de grande ampleur de la chloroquine », *Les Échos,* 20 mars 2020.

88 « Recognizing Ignaz Semmelweis and Handwashing », *YouTube,* 20 mars 2020.

89 « 5 jours pour tomber malade, 5 jours pour tomber gravement malade », *Twitter,* 22 mars 2020.

90 En moyenne, les syndrômes respiratoires aigus entraînent 30 % de mortalité.

91 « La chloroquine est-elle efficace contre le Covid-19 ? », *RTS,* 24 mars 2020.

92 « Covid-19 : selon la pharmacocinétique, le traitement à l'hydroxychloroquine ne peut pas marcher », *Siences & Avenir,* 24 avril 2020.

93 « Coronavirus Death Rate: What are the Chances of Dying? », *BBC,* 24 mars 2020.

94 « Estimating the Infection and Case Fatality Ratio for Coronavirus Disease (Covid-19) Using Age-Adjusted Data from the Outbreak on the Diamond Princess Cruise Ship », *Eurosurveillance,* 26 mars 2020.

95 « Un système d'échange entre balcons », *La Tribune de Genève,* 25 mars 2020.

96 « Désinfecter les rues à l'eau de javel diluée ? », *RMC,* 27 mars 2020.

97 « Ce que l'on fait chez nous ne sert à rien si la Suisse ne suit pas », *Le Temps,* 27 mars 2020.

98 « Comment fonctionne un laboratoire de production de gel hydroalcoolique en plein air à Paris », *SputnikNews,* 28 mars 2020.

99 « Est-ce une bonne idée de fabriquer soi-même ses masques ? », *RTS,* 31 mars 2020.

100 « Coronavirus : téléchargez le modèle de masque barrière », *Afnor.*

101 « Le déconfinement ne pourra être que progressif », *Twitter,* 31 mars 2020.

102 « Coronavirus : tester un vaccin en Afrique ? Un chercheur lillois et un médecin s'excusent après des propos polémiques », *France 3,* 4 avril 2020.

103 « Confinement : les violences conjugales en forte hausse en France », *Euronews,* 27 mars 2020 ; « 6 Months of Coronavirus Lockdown Could Mean 31 Million More Cases of Domestic Violence, UN Says », *CBS News,* 28 avril 2020.

104 « Épidémies, crises et conflits armés : enjeux pour la santé publique et l'action humanitaire », dans Bernardino Fantini *Épidémies et sociétés, passé, présent et futur*, Pise, ETS, 2017.

105 « Mental Health, Substance Use, and Suicidal Ideation During the COVID-19 Pandemic », *CDC,* 14 août 2020.

106 « Coronavirus : les mains ravagées par le gel hydroalcoolique, l'autre souffrance des soignants », *Le Parisien,* 2 avril 2020.

107 « Coronavirus : un bâtiment du marché de Rungis transformé en morgue », *Le Parisien,* 2 avril 2020.

108 « Face au coronavirus, l'achat de masques vire à la lutte mondiale », *Huffingtonpost,* 3 avril 2020.

109 « Une commande française de masques détournée vers les États-Unis sur un tarmac chinois », *Libération,* 1er avril 2020.

110 « C'est grâce à lui qu'on se lave les mains », *24 Heures,* 9 avril 2020.

111 « L'humour des Servettiens pour la bonne cause », *La Tribune de Genève,* 5 avril 2020.

112 « Le coronavirus encore plus contagieux qu'on ne croyait ? », *Léman bleu,* 5 avril 2020.

113 « Des experts suisses se disent en faveur du port du masque », *La Tribune de Genève,* 6 mars 2020.

114 « Quels sont les risques associés au port du masque généralisé ? », *YouTube,* 7 avril 2020.

115 « Si nous faisons le moindre écart à Pâques, l'épidémie va flamber ! », *La Tribune de Genève,* 7 avril 2020.

116 « Il faudrait 2,5 millions de masques par jour pour déconfiner les Suisses », *RTS,* 7 avril 2020.

117 « La France aurait besoin de près de 20 millions de masques par jour pour déconfiner », *Twitter*, 7 avril 2020.

118 « Most New York Coronavirus Cases Came From Europe, Genomes Show », *The New York Times*, 8 avril 2020.

119 « Le Pr Raoult, les HUG, le gratte-papier et le nom de la rose... », *Anthropo-logiques*, 8 avril 2020.

120 « Les énormes failles éthiques et méthodologiques dans l'essai Raoult », *Les Crises*, 7 avril 2020.

121 « Qui est le préfet qui a voulu lever une milice », *tcrouzet.com*, 9 avril 2020.

122 « Emmanuel Macron consulte le professeur Didier Raoult », *France Info*, 13 avril 2020.

123 « High Contagiousness and Rapid Spread of Severe Acute Respiratory Syndrome Coronavirus 2 », *Ermerging Infectious Diseases*, 7 juillet 2020.

124 « L'Autriche, premier pays européen à dévoiler son plan de sortie du confinement », *Le Soir*, 6 avril 2020.

125 « Entretien de la rédaction », *RTS*, 11 avril 2020.

126 « En Équateur, la ville de Guayaquil totalement dépassée par l'épidémie de Covid-19 », *LCI*, 12 avril 2014.

127 « Hand Hygiene Excellence Award », site officiel.

128 « L'épidémie ralentit, la Suisse attend une sortie de crise », *24 Heures*, 13 avril 2020.

129 « Emmanuel Macron se livre à un exercice d'humilité », *L'Obs*, 13 avril 2020.

130 « COVID-19 Strategy Update – 14 April 2020 », *OMS*, 14 avril 2020.

131 « Parmi les vendeurs de gel hydroalcoolique, il y a des profiteurs », *RTS*, 13 avril 2020.

132 « WHO Unsure Antibodies Protect Against COVID, Little Sign of Herd Immunity », *Reuters*, 14 avril 2020.

133 « Coronavirus. Amazon ferme ses entrepôts en France au moins jusqu'au 20 avril », *Ouest France*, 15 avril 2020.

134 Naomi Klein, *La Stratégie du choc*, Leméac/Actes Sud, 2008.

135 « Nous souhaitons agir aussi vite que possible, mais aussi lentement que nécessaire », *RTS*, 16 avril 2020.

136 « Sa recette sauve des vies et protège du coronavirus », *La Tribune de Genève*, 17 avril 2020.

137 « Trump Tweets to "Liberate" Some States, As Virginia Joins Growing List With Protests To Stay-At-Home Orders », *ABC News*, 17 avril 2020.

138 « C'est le confinement qui provoque la circulation du Virus », *YouTube*, 13 avril 2020.

139 « C'est le confinement qui provoque la circulation du virus », *Le Monde*, 14 avril 2020.

140 « A Model Hospital for IPC and Management of COVID-19 Patients », *OMS*, 21 avril 2020.

141 « Avec 6 % de la population infectée par le Covid, la France reste loin de l'immunité collective », *L'Obs,* 21 avril 2020.

142 « Je porte un masque pour te protéger. Tu portes un masque pour me protéger », *Twitter,* 21 avril 2020.

143 « A Healthy Woman Suddenly Died », *Los Angeles Times,* 22 avril 2020.

144 « Coronavirus : si je touche une personne contaminée, vais-je l'attraper ? », *Le Parisien,* 23 avril 2020.

145 « Ma nouvelle religion, c'est la médecine », *La Tribune de Genève,* 25 avril 2020.

146 « Lorsqu'il pratiquera son sport, le footballeur sera surveillé », *RTS,* 24 avril 2020.

147 « La morgue géante de Rungis est interdite à la presse », *Twitter,* 25 avril 2020.

148 « Germany's Covid-19 Expert: "For many, I'm the Evil Guy Crippling the Economy" », *The Gardian,* 26 avril 2020.

149 « Coronavirus : un pic très net de mortalité en France enregistré en mars et avril », *Le Monde,* 27 avril 2020.

150 « Tracking Covid-19 Excess Deaths Across Countries », *The Economist,* 15 juillet 2020.

151 « Retour à l'école le 11 mai : Didier Pittet se dit absolument favorable », *RTL,* 27 avril 2020.

152 « La phrase culte du conseiller fédéral Alain Berset détournée pour la bonne cause », *RTS,* 27 avril 2020.

153 « Coronavirus en France : le plan de déconfinement voté à l'Assemblée », *Le Monde*, 28 avril 2020.

154 « En France, chute historique du moral des ménages en avril », *RFI*, 28 avril 2020.

155 « Testing for COVID-19: A Way to Lift Confinement Restrictions », *OCDE*, 28 avril 2020.

156 « WHO Says It Responded "Quickly and Decisively" to Coronavirus Crisis », *VOA News*, 29 avril 2020.

157 Pour obtenir ce classement, je regarde combien les pays cumulent de morts par million d'habitants dix jours après avoir franchi le seuil de 1 mort par million, et j'attribue un score aux pays (100 % pour l'Espagne, les autres indices étant calculés par une règle de trois). Ce score mesure l'intensité de la flambée. Pour sa précocité, je tiens compte du retard par rapport à l'Italie, le premier pays frappé en Europe, et je transforme ce retard exprimé en nombre de jours en un second indice (100 % pour l'Italie, les autres étant calculés avec la formule 1/[LN(nb de jours)]). Je multiplie les deux indices pour obtenir le classement.

158 Ce second classement est calculé comme le précédent, si ce n'est qu'on prend le nombre de morts par million d'habitants après trente jours.

159 « WHO Should be Ashamed of Itself, It is Like a PR Agency for China, Says Trump in Latest Attack », *MSN*, 1er mai 2020.

160 « On pourrait devoir rester distants les uns des autres », *La Tribune de Genève*, 3 mai 2020.

161 « Nous devons ressortir en ordre concerté », *Le Matin Dimanche*, 3 mai 2020.

162 « Coronavirus : la crainte d'une deuxième vague », *France 24,* 3 mai 2020.

163 « We Must Ensure that an Effective Response to Covid-19 Reaches Everyone, Everywhere, And That Equality Prevails », *ONU,* 4 mai 2020.

164 Sida : 0,7 million de morts en 2019. Malaria : 0,4 million en 2018. Tuberculose : 1,5 million en 2018. À lui seul, le Fonds mondial investit 4 milliards par an pour lutter contre ces trois fléaux.

165 « Le Sénat rejette le plan de déconfinement du gouvernement », *France 24,* 4 mai 2020.

166 « SAVE LIVES: Clean Your Hands 5 May 2020 », *OMS,* 5 mai 2020.

167 « Quand tu as besoin d'aller sur Wikipedia pour comprendre un détournement et ce qu'est un toncar et que tu comprends que tu es décidément largué », *Twitter,* 6 mai 2020.

168 « Près de 49 000 Genevois touchés par le coronavirus », *La Tribune de Genève,* 7 mai 2020.

169 « Didier Pittet : un visage rassurant et désormais familier dans la tourmente du coronavirus », *RTS,* 17 mai 2020.

170 « Nouveau foyer détecté en Dordogne après des obsèques : 9 personnes contaminées », *Ouest France,* 9 mai 2020.

171 « Titeuf donne l'exemple pour son retour en classe », *La Tribune de Genève,* 11 mai 2020.

172 « Swiss Back-To-School Angst Illustrates Worries around Easing Lockdowns », *Reuters,* 11 mai 2020.

173 « La France s'indigne de la décision de Sanofi de servir d'abord les USA en cas de découverte d'un vaccin », *Sputnik News,* 14 mai 2020.

174 « Allez, une pandémie, ça vaut bien des Orties », *RTS,* 14 mai 2020.

175 « Le virus crée de nouvelles opportunités pour la pub », *20 minutes,* 18 mai 2020.

176 « Emmanuel Macron : "Nous n'avons jamais été en rupture" de masques », *Twitter,* 18 mai 2020.

177 « La France et l'Allemagne proposent un plan de relance européen de 500 milliards d'euros », *Le Monde,* 18 mai 2020.

178 « La Suisse a-t-elle bien géré la crise sanitaire ? », *Léman bleu,* 19 mai 2020.

179 « Doit-on craindre la climatisation dans les bus ? », *La Tribune de Genève,* 23 mai 2020.

180 « Car Rental Firm Hertz Files for Bankruptcy Protection in US », *The Gardian,* 23 mai 2020.

181 « Coronavirus : comment tourner la page ? », *RTS,* 27 mai 2020.

182 « Après l'Assemblée, le Sénat valide l'application StopCovid », *Le Monde,* 27 mai 2020.

183 « Donald Trump annonce que les États-Unis mettent fin à leur relation avec l'OMS », *Le Monde,* 29 mai 2020.

184 « Harnessing the Power of Feedback Loops », *Wired,* 19 juin 2011.

185 « Landmark COVID Safety Assessment Using More Than 11,400 Data Points », *DKV*, 4 juin 2020.

186 « Une étude affirme que les enfants sont moins contagieux que les adultes », *France Bleu*, 4 juin 2020.

187 « Advice on the Use of Masks in the Context of COVID-19 », *OMS*, 5 juin 2020.

188 « Surfing the COVID-19 Scientific Wave », *The Lancet*, 20 juin 2020.

189 « Les trois erreurs de monsieur Coronavirus Suisse », *24 Heures*, 8 juin 2020.

190 « Pattern of Early Human-To-Human Transmission Of Wuhan 2019 Novel Coronavirus (2019-nCoV), December 2019 to January 2020 », *Eurosurveillance*, 30 janvier 2020.

191 « Physical Distancing, Face Masks, and Eye Protection to Prevent Person-to-Person Transmission of SARS-CoV-2 and COVID-19: A Systematic Review And Meta-Analysis », *The Lancet*, 1er juin 2020.

192 « UK Records around 64,000 Excess Deaths during Pandemic, ONS Official Says », *Reuters*, 9 juin 2020.

193 « When 511 Epidemiologists Expect to Fly, Hug and Do 18 Other Everyday Activities Again », *New York Time*, 8 juin 2020.

194 « Coronavirus: "Earlier lockdown would have halved death toll" », *BBC*, 10 juin 2020.

195 « La France, l'Allemagne, l'Italie et les Pays-Bas précommandent plus de 300 millions de vaccins », *France Info*, 13 juin 2020.

196 Statistiques effectuées à partir de la base de données Ourworldindata. En Angleterre et en Suède, la crise se termine fin juin. Les États-Unis, le Brésil, le Mexique étaient toujours au-dessus du seuil début septembre 2020.

197 « The Economist's Tracker for Covid-19 Excess Deaths », *Github*.

198 « Le bilan de l'épidémie dépasse désormais les 29 500 morts », *Le Monde*, 16 juin 2020.

199 « LREM, torpilleur officiel de commissions d'enquête ? », *Huffpost*, 17 juin 2020.

200 « On passera un bon été si chacun agit correctement », *La Tribune de Genève*, 20 juin 2020.

201 « Retour à l'école avant l'été : la France à contre-courant ? », *France 24*, 22 juin 2020.

202 « Les tests de dépistage du Covid-19 gratuits pour tous », *La Tribune de Genève*, 24 juin 2020.

203 « When Covid-19 Deaths are Analysed by Age, America is an Outlier », *The Economist*, 24 juin 2020.

204 « Le Conseil scientifique redoute une deuxième vague », *Forbes*, 26 juin 2020.

205 « Coronavirus Traces Found in March 2019 Sewage Sample, Spanish Study Shows », *Reuters*, 26 juin 2020.

206 « Le virus du sida serait apparu au Congo vers 1900 », *Le Figaro*, 2 octobre 2008.

207 « UK Declares "Major Incident" as Tourists Flood Beaches », *CNN*, 25 juin 2020.

208 « FDA Updates on Hand Sanitizers Consumers Should not Use », *FDA*, 2 juillet 2020.

209 « Après le ratage du *Lancet* et les accusations sur les études biaisées par les laboratoires, quelques questions au professeur @DidierPittet », *Twitter*, 30 juin 2020.

210 « Community Outbreak Investigation of SARS-CoV-2 Transmission Among Bus Riders in Eastern China », *JAMA*, 1er septembre 2020.

211 « France : bombe à retardement », *tcrouzet.com*, 28 août 2020.

212 « Mystère : pourquoi le port du masque ne fonctionne pas en Espagne », *Courrier international*, 2 septembre 2020.

213 « The Rules of Contagion by Adam Kucharski review – Outbreaks of All Kinds », *The Gardian*, 25 mars 2020.

214 La déclaration de Genève est une version modernisée du serment d'Hippocrate.